AF249243

DOCTEUR F. ROLAND

LES CURES

DE

DIVONNE

Conseiller, c'est donner
aux hommes des motifs
d'agir qu'ils ignorent.

VAUVENARGUES.

PARIS

G. STEINHEIL, ÉDITEUR

2, RUE CASIMIR-DELAVIGNE, 2

1897

LES CURES

DE

DIVONNE

LES CURES

DE DIVONNE

MANUEL D'HYGIÈNE PRATIQUE

A L'USAGE DU BAIGNEUR

PAR

Le Docteur F. ROLAND

MÉDECIN DE L'ÉTABLISSEMENT HYDROTHÉRAPIQUE DE DIVONNE
ANCIEN AIDE DE CLINIQUE MÉDICALE A L'HOTEL-DIEU DE LYON
LAURÉAT DE LA FACULTÉ DE MÉDECINE DE LYON
MEMBRE DE LA SOCIÉTÉ D'HYDROLOGIE DE PARIS

> Conseiller, c'est donner
> aux hommes des motifs
> d'agir qu'ils ignorent.
>
> VAUVENARGUES.

PARIS

G. STEINHEIL, ÉDITEUR

2, RUE CASIMIR-DELAVIGNE, 2

1897

L'établissement hydrothérapique de Divonne
est destiné à recevoir non seulement les malades
qui ont à suivre un traitement hydrothérapique,
mais aussi les malades qui ne peuvent pas dans
leur famille réunir certaines conditions indispensables pour arriver à la guérison. « Bien remar-
« quer, dit le Pr Grasset, que l'envoi d'un malade
« dans un établissement d'hydrothérapie ne veut
« pas dire nécessairement traitement par l'hy-
« drothérapie ; cela veut dire : extraction du ma-
« lade hors de son milieu ordinaire et isolement
« dans une maison où il sera sous la direction
« continue et absolue d'un médecin résidant.
« L'hydrothérapie n'est qu'un des moyens. »

Car, comme nous le verrons, l'hydrothérapie,
pour donner des résultats satisfaisants, demande
certains adjuvants indispensables, les uns préparant le malade à l'eau froide, les autres favorisant
l'action de cette eau froide.

Ainsi, dans certains cas d'épuisement nerveux,
l'isolement doit précéder et accompagner la cure
d'eau ; il favorisera le repos nécessaire en séparant

le malade des soucis et des tracas de la famille, en le protégeant contre certains milieux nocifs, en brisant des habitudes invétérées ou bien encore en l'arrachant à des occupations trop obsédantes. Souvent il est nécessaire d'extraire le malade de son milieu ordinaire pour obtenir de lui une vie régulière et réglée et une hygiène convenable.

D'autres fois, c'est le médecin qui doit préparer les voies à l'hydrothérapie en ramenant le calme et la tranquillité dans un esprit troublé ou malade.

Enfin, comme nous le verrons, la vie au grand air, l'exercice doivent seconder l'action hydrothérapique, de même que le régime alimentaire et le genre de vie doivent lui venir en aide.

Tous ces moyens hygiéniques : l'hydrothérapie, le repos, l'isolement, la cure d'air, la cure de terrain, l'exercice, le massage, la gymnastique, le régime, le traitement moral, le genre de vie, forment un tout dont chaque partie peut être utilisée plus ou moins ; *c'est la cure hydrothérapique.*

Certainement l'hydrothérapie froide employée chez soi ou en ville est une excellente pratique hygiénique, le tub, l'éponge, la douche peuvent rendre de vrais services lorsqu'il s'agit de maintenir une bonne santé. Mais traverser la rue pour aller de son appartement ou de son bureau prendre une douche, et retourner ensuite à ses affaires ne constitue pas la cure hydrothérapique ; et, dans les maladies, les moyens que nous venons d'indiquer doivent presque toujours s'associer et s'entr'aider, chacun d'eux pouvant intervenir plus ou moins pour le traitement général.

Presque toujours les éléments qui servent de base à la cure hydrothérapique sont associés à un traitement pharmaceutique, quelquefois ils sont utilisés seuls ; car souvent pour des malades invétérés, vrais incurables de la médecine ordinaire, qui ont usé et abusé de tous les médicaments, le fait de n'utiliser que des moyens hygiéniques et de ne plus prendre de drogues est tellement extraordinaire qu'il est le commencement de la guérison.

Il est facile de comprendre l'immense avantage d'un établissement hydrothérapique et l'importance capitale d'une direction médicale de tous les instants qu'on ne peut guère trouver que là.

Le médecin vivant au milieu de ses malades les suit pas à pas. Il soutient la confiance et l'énergie nécessaire à l'achèvement d'une cure toujours longue et qui n'est au fond qu'une lutte entre l'organisme et la maladie, lutte d'autant plus déprimante que pendant sa durée la santé est souvent moins bonne qu'elle ne l'était auparavant.

Il peut à chaque minute modifier les idées, surveiller les actes, relever les défaillances. En choisissant les aliments, en réglant les repas, en dosant les occupations et les distractions, en fixant les heures de repos et de sommeil, il ne laisse rien livré au hasard pendant une cure où tous les actes du malade doivent concourir à un même but et, avec les mille riens qui composent une bonne hygiène, il établit une guérison souvent inespérée et jusque-là inattendue.

Car de même que le manœuvre qui aide à la construction d'un édifice ignore ce qu'en sera l'ensemble, de même le malade ne peut préjuger de son état que par des détails la plupart trompeurs ou insignifiants. Le chemin de la guérison est semblable à une route en montagne et ce n'est qu'en de rares points culminants qu'on peut dominer la plaine et voir le chemin parcouru.

Aussi la fermeté et la patience du médecin doivent rencontrer chez le malade une confiance absolue et une obéissance aveugle. Ce petit guide a pour but de familiariser le malade avec les moyens sur lesquels il peut compter. En comprenant le *pourquoi* et le *comment* des conseils qui lui seront donnés, ces conseils seront plus faciles à suivre ; en sachant ce que sont l'hydrothérapie et ses cures adjuvantes, il pourra se rendre compte de cette vérité qu'il importe de connaître dès le début de la cure : c'est le médecin qui dirige, mais c'est le malade lui-même qui se guérit ; plus il aura fait d'efforts, meilleurs seront les résultats ; plus il aura semé, plus il récoltera.

HYDROTHÉRAPIE

On a défini l'hydrothérapie « une méthode de traitement dans laquelle on emploie l'eau sous toutes ses formes et à des températures variables ». Les applications hydrothérapiques sont en effet multiples et différenciées par leur température qui peut varier dans des limites considérables, par leur pression qui peut être très forte ou nulle, par leur durée plus ou moins prolongée et enfin par leur association qui en fait varier les effets ou les atténue plus ou moins.

Il résulte de cette méthode de guérir deux actions absolument opposées, l'une excitante, l'autre sédative, suivant qu'on utilise l'eau froide, chaude ou tiède et suivant que les applications sont courtes ou de plus longue durée.

Les applications chaudes sont plutôt des adjuvants de la méthode, les applications tempérées et froides constituant la base du traitement hydrothérapique. Ces dernières peuvent avoir une certaine analogie d'action ; une douche tiède, par exemple, peut produire un effet aussi violent sur un organisme très excitable, qu'une douche froide sur un sujet qui le sera moins.

En réalité dans la douche, il y a une double action, celle du choc de l'eau et celle de sa température ; la douche tiède n'agit que par son choc et elle peut s'identifier à une douche froide dont on a enlevé un facteur, le froid ; il n'y a entre elles qu'une différence de degré.

Aussi peut-on varier à l'infini cette gamme hydrothérapique qui commence au bain tiède, éminemment sédatif, et se continue par le bain tempéré, la douche tiède, la piscine froide, l'éponge, le drap mouillé, la douche écossaise et enfin la douche froide, celle-ci très excitante.

C'est au médecin qu'il appartient de trouver l'application qui convient le mieux à chaque sujet et de modifier le traitement à mesure que se modifie la santé du malade. En général les applications sédatives servent à reposer le système nerveux et à le préparer à l'hydrothérapie froide, seule vraiment curative dans la plupart des maladies.

Nous allons voir ce qu'est cette dernière dans sa forme la plus habituelle, la douche froide.

Douche froide

Lorsqu'on donne une douche froide on impressionne les nerfs sensitifs de la peau qui produisent directement le *frisson primitif* ; puis l'impression est transmise au système nerveux central et provoque chez ce dernier une réaction qui varie suivant chaque sujet ; cette réaction se transmet à l'organisme dont la vie et les actes sont sous la dépendance du système nerveux, et dans toute son étendue se produit alors ce que nous avons appelé la *réaction vitale* (1).

Nous perdons par la surface cutanée une certaine quantité de chaleur qui est d'autant plus grande que la peau est plus gorgée de sang ; le frisson primitif la rend exsangue, il diminue ainsi la perte de calorique et met l'organisme en état de défense contre le froid. Il se produit même lorsque la température du corps est élevée ; ce n'est pas un frisson de froid, mais un frisson de défense ; aussi il est d'autant plus violent que la peau est plus chaude et partant plus impressionnée par le froid. D'où la nécessité d'avoir chaud

(1) F. ROLAND, *Du mécanisme de l'action de l'eau froide en hydrothérapie*, Paris, 1894 (Travail récompensé par l'Académie de Médecine).

avant de se soumettre à une application froide, d'où la nécessité d'une préaction.

Réaction vitale. — Dans le corps humain la chaleur est produite par des combustions analogues aux combustions d'une lampe. Ces combustions servent non seulement à maintenir la température de l'organisme à un degré uniforme, mais elles servent également à le faire fonctionner et à le nourrir. De là deux espèces de combustions, les unes de fonctionnement, les autres de nutrition. Nous allons chercher à rendre clair ce dernier terme, *la nutrition*, qui a en médecine un sens particulier et qu'il importe de bien connaître.

Depuis la découverte de Lavoisier, on a comparé bien souvent et avec beaucoup de raison le corps humain à une machine à vapeur qui produit de la chaleur, du mouvement et de la force en échange du charbon qu'elle brûle. Notre corps, en effet, utilise certains aliments comme combustibles, ces aliments sont brûlés dans nos tissus par l'oxygène de l'air inspiré ; par cette combustion l'organisme produit de la chaleur, du mouvement et de la force, ce sont les combustions de fonctionnement.

Mais en fonctionnant, le corps comme la machine à vapeur, s'use ; s'il faut à cette dernière, outre son combustible de fonctionnement, du fer et de l'acier et un mécanicien pour réparer ce qu'ont détruit la rouille et l'usure, il existe également dans l'organisme des mutations utilisées non plus à son fonctionnement, mais à sa réparation incessante : ce sont les combustions nutritives ou la nutrition, dépendant d'un mécanicien, le système nerveux, « qui est pour les animaux ce que sont la lumière et la chaleur pour les végétaux ».

Ce sont précisément ces combustions nutritives qui sont augmentées par l'hydrothérapie froide. Sous l'influence de l'eau froide le système nerveux stimulé commande des combustions exagérées, une survie dans l'organisme tout entier, qui augmente ses réparations et sa production de chaleur (1). C'est cette chaleur artificielle qui donne, chez les sujets qui réagissent bien, la sensation de bien être, de force, d'énergie qui suit la douche. La respiration devient plus libre et plus profonde, le pouls est plus fort, la température s'élève, une vive rougeur couvre la surface cuta-

(1) « Les mutations nutritives produisent des forces qui s'é-
« teignent en provoquant la rénovation des éléments... ces
« forces rétablissent en son état l'élément organique, qu'il ait
« fonctionné ou non et le mettent sans cesse en situation telle
« qu'il peut continuer à vivre et qu'il peut recommencer à
« fonctionner. » BOUCHARD, *Maladies par ralentissement de la nutrition*.

née et le corps surchauffé émet une plus grande
quantité de calorique.

La réaction vitale n'est donc que l'exagération
d'une fonction de l'organisme, mais cette fonction
est la plus importante de toutes, c'est celle à laquelle nous devons la conservation de notre vie,
celle qui se charge de guérir les maladies et de
remettre le corps en état de santé.

« C'est un acte direct émanant du cerveau et en
rapport avec le tonus cérébral de chaque individu ; c'est le système nerveux du malade qui
gradue la force et la durée de sa réaction, force
et durée indépendantes de l'application froide »
(F. Roland).

Pour qu'elle se produise, il est nécessaire que
le système nerveux soit reposé et apte à fonctionner ; il faut d'autre part qu'il n'y ait aucune fonction en activité, pour cette raison très simple que
dans l'organisme « deux activités ne peuvent
s'exercer simultanément à leur maximum d'in-
tensité » (Féré). Ainsi la fatigue musculaire aussi
bien que le travail de la digestion ou une activité cérébrale quelconque (soucis, ennuis) peuvent l'entraver.

De là cette nécessité, chez beaucoup de nerveux épuisés, de préparer l'organisme à l'hydrothérapie froide par un repos prolongé et une véritable épargne de forces nerveuses.

Réaction cutanée et frissons secondaires.

Nous n'en dirons que peu de mots, leur importance étant bien moindre que celle de la réaction vitale, véritable clef de voûte de l'action hydrothérapique.

Lorsque sous l'influence de la réaction vitale la température de l'organisme s'est élevée, ce dernier, menacé par cette fièvre artificielle, cherche à perdre son calorique. La peau se congestionne, elle se colore d'une rougeur diffuse et émet une plus grande quantité de chaleur, le rayonnement s'établit très intense, c'est la réaction cutanée.

Lorsque la chaleur perdue dépasse la quantité de chaleur produite, ce qui ne devrait jamais arriver, il y a abaissement de la température générale, hypothermie, et il en résulte des frissons secondaires.

A l'inverse du frisson primitif, qui comme nous l'avons vu est toujours un frisson de défense, le frisson secondaire est toujours un frisson de froid. Il peut se produire pendant la douche ou après. Lorsqu'il se produit pendant la douche, c'est que celle-ci a été trop froide ou trop prolongée, par rapport à la résistance du sujet ; lorsqu'il se produit après la douche, il est le résultat d'une réaction vitale insuffisante ou de trop courte durée, ou bien encore d'une réaction cuta - née activée par une friction trop énergique ou par un exercice exagéré.

Nous venons de passer rapidement en revue les phases d'une application hydro thérapique froide ; maintenant que nous en connaissons le mécanisme, il va nous être facile d'en déduire les conséquences pratiques.

Pratique hydrothérapique

Préaction. — Pour que la douche froide donne un résultat utile, il faut qu'elle impressionne l'organisme, qu'elle le saisisse ; il faut donc qu'il y ait un certain contraste entre sa température et celle de la peau. Aussi une bonne sensation de chaleur est-elle indispensable pour prendre la douche.

On y arrive par la préaction qui est le réchauffement soit naturel, soit artificiel de l'organisme le préparant à la douche froide.

Pour les impotents, les épuisés cette préaction ne peut être qu'artificielle et passive. La manière la plus simple de l'obtenir est de se bien couvrir lorsqu'on se réveille le matin et de rester au lit jusqu'à l'heure de la douche. La réaction se fera d'autant mieux que le malade, même épuisé, aura une certaine quantité de force accumulée par le repos de la nuit.

De la même manière on peut utiliser l'enveloppement, le maillot sec, le maillot humide, le bain chaud, le bain de vapeur, l'étuve, la douche chaude. Le médecin choisit parmi ces procédés celui qui convient le mieux, le malade n'a pas à s'en préoccuper.

Dans la préaction naturelle, le malade est actif et c'est lui-même qui doit se réchauffer. Tout exercice physique peut être utilisé pour cela, mais il faut toujours, toutes choses égales d'ailleurs, donner à un exercice automatique la préférence sur un exercice cérébral, pour une raison que nous étudierons plus loin (*Cf. Exercice*). Ainsi la marche est de beaucoup la meilleure préparation à la douche ; il faut qu'elle soit de courte durée, qu'elle ne donne aucune sensation de fatigue et qu'elle aille en se ralentissant de façon à se terminer au moment de la douche, le malade n'ayant ni palpitations, ni essoufflement.

Pour faire la préaction, les vêtements chauds n'ont aucun inconvénient ; il est même mieux de se vêtir beaucoup, lorsqu'elle doit nécessiter sans cela, un effort exagéré.

Il faut avoir chaud pour prendre sa douche, mais il ne faut pas être en sueur ; un excès de chaleur persistant après la douche empêcherait la réaction vitale, l'effort organique serait remplacé par une réaction artificielle ; la douche dans ce cas pourrait être hygiénique, elle ne serait pas curative.

Le malade ne doit avoir ni palpitations ni essoufflement, car au moment de la réaction, le cœur doit fournir une circulation plus rapide, le poumon une quantité d'oxygène plus grande ; il faut que ces organes puissent fonctionner librement.

Lorsque le malade ayant chaud a quitté son dernier vêtement, il doit de suite s'envelopper d'un peignoir de toile ou de laine ; ceux-ci peuvent être chauffés, tandis que le peignoir qu'on doit revêtir après la douche doit toujours être froid. Le peignoir de laine gardant mieux la chaleur convient surtout aux personnes délicates. Car il faut autant que possible éviter une double transition, du *privat-climat* à l'air extérieur et de l'air extérieur au froid de la douche ; aussi le peignoir ne doit-il être enlevé qu'à l'instant même où le malade reçoit la douche.

Au moment de la douche, l'impression du froid produit presque toujours une certaine gêne de la respiration ; le malade peut y remédier très facilement en faisant des inspirations profondes, la bouche largement ouverte.

Réaction vitale. — La réaction vitale sera d'autant plus vive et d'autant plus longue que le système nerveux sera plus fort et plus reposé au moment de la douche. Cette réaction est un véritable effort organique qui demande un certain capital nerveux.

Lorsque le système nerveux est complètement épuisé, l'eau froide ne peut pas le stimuler, elle ne fait qu'augmenter son épuisement en mettant l'organisme dans la nécessité de remplacer la chaleur qu'elle lui a enlevée, ce qui est quelquefois impossible et, dans ces cas, la réaction vitale est remplacée par un frisson secondaire intense et par un malaise général que des boissons très chaudes et très excitantes peuvent seules faire cesser.

Aubert, étudiant l'effet d'un exercice violent et prolongé précédant un bain de mer, a constaté une réaction faible et de courte durée suivie d'un « froid intense et profond ». Il n'a fait qu'une expérience sur ce point « expérience dangereuse, dit-il, et que je conseille de ne point recommencer ».

Le résultat est encore pire pour certains nerveux chez lesquels une activité cérébrale maladive absorbe toutes les forces nerveuses.

« L'ensemble des fonctions, dit Bichat, représente une espèce de cercle dont une moitié appartient à la vie organique et l'autre moitié à la vie animale. Les forces vitales semblent successivement parcourir ces deux moitiés. Quand elles se trouvent dans l'une, l'autre reste peu active, à peu près comme tout paraît alternativement languir et se ranimer dans les portions du globe, suivant que le soleil leur accorde ou leur refuse ses rayons bienfaisants. »

La douche ne peut produire que des effets désastreux lorsque toutes les forces vitales sont accaparées par la vie animale. Chez certains malades cet état est chronique, leur système nerveux, dévié de sa destination première par atavisme ou épuisement, est incapable de fournir les forces nécessaires à la vie végétative ; leur nutrition est toujours languissante ; chez eux le soleil ne luit que sur l'autre hémisphère.

Puisque l'action du système nerveux sur la nutrition de la cellule, est nécessaire pour que cette nutrition soit normale, à plus forte raison, cette action doit exister lorsque la nutrition doit être exagérée (1).

(1) « Le travail silencieux de la nutrition use peut-être

Il faut donc avant tout, chez les nerveux épuisés, diminuer la dépense et économiser le premier capital. D'autre part, chez ceux qui ont une vie de relation dominante, il faut restreindre les actes de cette vie et dévier par là même la force nerveuse pour la reporter to ut entière sur la vie de nutrition.

Comme préparation à la cure d'eau le repos et l'isolement deviennent nécessaires dans les deux cas. Les malades doivent s'astreindre pendant un certain temps à la vie végétative absolue ; boire, manger, dormir doivent être leur seule occupation. Nous verrons comment ils peuvent y arriver en traitant de l'isolement.

Si quelques malades réagissent mal par manque de préaction, ou bien parce qu'ils ont un système nerveux trop affaibli ou trop fatigué, une mauvaise réaction peut également avoir des causes fortuites qu'il est toujours facile d'éviter.

La réaction nécessitant le repos de toutes les autres fonctions, il découle naturellement de ce fait, que la douche ne doit être prise que quatre ou cinq heures après le repas qui a précédé et au moins une heure avant le repas qui doit suivre.

plus de force que beaucoup de gens n'en dépensent en travail neuro-musculaire » (CLIFFORT ALLGUT cité par FÉRÉ).

Sans cela, la réaction enlèverait momentanément à l'estomac les forces nécessaires à la digestion et, réciproquement, le travail de la digestion se ferait au détriment des forces réagissantes (1).

La fatigue morale, une discussion un peu vive, une mauvaise nouvelle, produiraient le même effet. Il en est de même du travail musculaire, et l'exercice après la douche doit être très restreint et, dans bien des cas, supprimé tout à fait.

Toutes ces causes agissent directement en prenant une partie des forces nerveuses. Nous nous sommes expliqué ailleurs sur d'autres influences qui atténuent la réaction par une action toute. physique. « On comprend qu'une température froide ou moyenne agisse peu pour modifier l'excitation artificielle de la douche ; si, au contraire, la température est élevée, la stimulation primitive est rapidement influencée, le cerveau qui reçoit les impressions de la peau restreint plus vite ses combustions. De là du reste le grand avantage de l'hydrothérapie de l'hiver et des saisons moyennes ; tous les médecins hydropathes savent que l'eau froide a une action bien

(1) Nous ne parlons ici que des repas de la journée, le déjeuner du matin, à condition qu'il soit léger, n'est pas suffisant pour entraver la réaction.

amoindrie pendant la saison chaude et dans les pays où la température est élevée.

L'heure de la journée a aussi une influence sur la mise au point du système nerveux ; la douche prise le matin et le soir est bien préférable à celle prise au milieu du jour, surtout en été.

Les vêtements ont également leur influence ; si l'on peut se couvrir sans inconvénients pour faire une préaction, il est bon au contraire de ne se vêtir que relativement peu après la douche et juste assez pour n'avoir pas l'impression du froid ; moins on sera couvert plus longue sera la réaction vitale.

La réaction est également arrêtée par les frictions, les massages violents dont on fait suivre trop souvent chaque opération hydrothérapique. Ces réchauffements artificiels de la peau, qui ont une action puissante sur la réaction cutanée, agissent sur le système nerveux exactement dans le sens inverse de l'action primitive de la douche.

Après une douche froide, le malade doit rester autant que possible au grand air et faire une promenade à allure très ralentie. Pendant les chaleurs, il ne faut ni marcher ni s'exposer au soleil, mais il faut rester en plein air.

Car la circulation est devenue plus rapide, le

sang fournit une partie des matériaux de la nutrition et surtout il véhicule l'oxygène de l'air
inspiré, utilisé alors en très grande quantité. Cet
air doit être renouvelé sans cesse par de profondes inspirations ; il doit être aussi pur que
possible.

Rester dans une pièce fermée après la douche
serait une inconséquence assez semblable à celle
que commettrait l'impardonnable étourdi qui,
après s'être donné un excellent appétit, oublierait
de dîner. La cure d'air est l'aide obligée de la
cure d'eau ; chacune d'elles est utile à l'autre et
elles se complètent réciproquement.

Une conséquence pratique sur laquelle nous
devons également insister, c'est la nécessité d'a-
voir des vêtements peu serrés et suffisamment
larges pour n'entraver ni la circulation ni la respiration. Chez la femme surtout, le corset est
souvent un obstacle dont il faudrait pouvoir se
débarrasser.

Réaction cutanée. — La réaction cutanée est
une conséquence de la réaction vitale, elle doit
diminuer la fièvre créée artificiellement par la
douche et maintenir l'organisme à sa température normale.

Trop faible chez certains sujets, qui émettent
peu de chaleur et restent enfiévrés après la dou-

che, elle est trop forte chez d'autres qui ont trop de tendance à se refroidir ; elle doit être activée chez les premiers et modérée pour les autres.

Après la douche, tous les malades doivent être méthodiquement essuyés avec un drap sec et *froid*, en commençant par le tronc et les membres supérieurs et en terminant par les membres inférieurs. Les frictions qu'on utilise pour cela peuvent être violentes et prolongées lorsqu'on veut activer la réaction cutanée ; elles doivent être au contraire très modérées et juste suffisantes pour sécher la peau lorsqu'on redoute une réaction cutanée trop vive et des frissons secondaires. Ceux-ci, lorsqu'ils se produisent, surviennent une demi-heure après la douche ; ils ne doivent jamais exister.

Quelquefois on peut localiser les frictions quand on veut obtenir une révulsion dans une région particulière, sur le trajet d'un nerf par exemple.

L'exercice qui suit la douche augmente la réaction cutanée ; aussi doit-il être, comme les frictions, plus ou moins modéré et toujours proportionné à la tendance à se refroidir plus ou moins, relative à chaque sujet.

D'après ce que nous venons de dire il est aisé de voir que toutes les modifications que la douche imprime à l'économie dépendent du sujet lui-même, de son état immédiat, soit physique, soit moral.

Par là même il est facile de comprendre quels soins nécessite une cure hydrothérapique où chaque détail doit être réglé non pas d'après une loi générale, mais d'après les indications du moment, dépendant soit du malade, soit de la maladie. Ce n'est pas d'après ce que fait le voisin que le malade doit se guider, mais d'après les prescriptions de chaque jour.

Administrer la douche est une chose délicate pour le médecin lui-même ; non seulement il doit la donner toutes les fois que cela est nécessaire, mais il doit encore contrôler sans cesse ses prévisions et ne jamais se départir d'une prudence exagérée.

C'est surtout en hydrothérapie qu'on doit se pénétrer de ces sages paroles du grand Bacon : « En médecine c'est avec des ailes de plomb que l'imagination doit s'élever. »

Effets de l'eau froide

L'hydrothérapie n'est en réalité le spécifique d'aucune maladie.

Elle est *hygiénique* en favorisant les fonctions

si importantes de la peau. En faisant contracter les muscles cutanés, elle les renforce, comme le ferait une véritable gymnastique ; elle endurcit ainsi l'organisme et lui permet de supporter plus facilement les intempéries et les transitions brusques de température.

En activant la nutrition, elle *tonifie* toute l'économie ; elle peut ainsi modifier non seulement les maladies dans lesquelles les troubles nutritifs sont au premier rang et celles où ils occupent une place prépondérante, mais encore tous les états chroniques où des produits morbides se sont accumulés, où certains engorgements ont persisté alors que la cause qui les avait fait naître a disparu ; elle devient alors *résolutive*.

En produisant l'excitation ou l'accalmie dans les fonctions nerveuses, elle agit non seulement sur le système nerveux lui-même, mais elle peut modifier le fonctionnement de tous les organes, et raffermir, par exemple, tout aussi bien les contractions du cœur — dans les palpitations nerveuses — que diminuer l'hyperacidité d'un estomac à sécrétion exagérée.

Stimuler, reconstituer, tonifier pour arriver à la sédation et à l'équilibre complet de toutes les fonctions, tel est le rôle de l'eau froide. Aussi peut-elle être utilisée avec avantage dans la plupart des maladies chroniques. Et c'est cette action si étendue que ses détracteurs ont essayé de tourner en ridicule ; ils y ont vu une tendance malheureuse des médecins hydropathes à faire de ce moyen de guérir une panacée, utilisée à tort et à travers et pour le plus grand préjudice des malades. En cela ils sont aussi naïfs que ce brave homme qui, ayant assisté huit jours de suite à la représentation d'Hernani, fut convaincu le huitième jour que la pièce était « truquée » ; le hasard seul, pensait-il, ne pouvant pas, chaque soir, désigner le même conjuré, Hernani, dont le nom était sorti la veille, l'avant-veille et tous les jours précédents, pour tuer Charles-Quint.

Si l'hydrothérapie froide est si souvent désignée comme moyen de traitement, cela tient à notre organisation elle-même et à nulle autre cause. Une nutrition plus ou moins bonne peut atténuer ou aggraver la plupart des maladies chroniques, et puisque tous les organes et toutes les fonctions sont sous la dépendance du système nerveux, l'hydrothérapie en agissant sur ce dernier peut porter son action jusque dans les recoins les plus reculés de l'organisme.

Si elle peut être utile dans bien des maladies, l'eau froide est inutile pour un certain nombre d'autres qui peuvent guérir sans elle et plus rapidement lorsque celles-ci sont traitées par les médications ordinaires.

Car si l'eau froide a une action puissante, si elle peut faire plus que toute autre médication, elle ne peut le faire que lentement. Dans quelques cas exceptionnels quelques douches suffisent pour réveiller une fonction ; mais le plus souvent une cure de deux mois est nécessaire pour amener des résultats durables et quelquefois un traitement de plusieurs mois est indispensable.

Dans ces cas, il faut savoir attendre la guérison. « Ce qui n'arrive pas en une année peut arriver en un jour » dit un proverbe espagnol, et bien souvent une détente brusque vient terminer un état qui depuis de longs mois présentait chaque jour les mêmes apparences.

Dans quelques maladies l'eau froide est non seulement inutile, mais nuisible et dangereuse. Car lorsque certains organes sont trop lésés, ils sont incapables de fournir la suractivité qu'elle leur demande nécessairement. Pour mieux faire comprendre cette action dangereuse de l'eau froide, nous répéterons ici les conclusions d'un travail où cette question a été traitée tout au long : « En somme, l'action excitante de la douche met en activité dans les centres nerveux ces deux propriétés inhérentes à la matière vivante :

l'excitabilité fonctionnelle et l'excitabilité nutri-tive ou de formation.

« L'excitation fonctionnelle est primitive et ses effets sont immédiats (excitation psycho-motrice); l'excitation nutritive est au contraire plus lente dans ses résultats, il faut un certain temps aux cellules pour se régénérer et aux tissus pour se fortifier et si l'action tonique de la douche commence dès le début d'un traitement, elle reste pour ainsi dire à l'état latent, et ce n'est que plus tard qu'on peut en apprécier les effets.

« Aussi, au début d'un traitement hydrothérapique, et pendant une période qui varie suivant les sujets, l'exagération du fonctionnement seule est appréciable et on réveille certains états pathologiques en exagérant, chez les nerveux surtout, des maux qui n'existaient chez eux qu'à l'état embryonnaire et qui ne disparaissent que secondairement, lorsque l'organisme a accompli sa régénérescence vitale et lorsque l'action toni-sédative d'un traitement par l'eau froide s'est produite » (F. ROLAND).

REPOS ET ISOLEMENT

Le système nerveux ne se repose jamais complètement, même pendant le sommeil, puisque certaines fonctions, qui sont sous sa dépendance, commencent avec la vie et ne finissent qu'avec elle.

C'est même pendant le sommeil que l'économie se répare. « Somnus labor visceribus », avait dit Hippocrate. La science tend actuellement à confirmer cette idée, c'est la loi de distribution des forces de Bichat ; quand elles s'accroissent dans une partie, elles diminuent dans le reste de l'économie. Le soleil ne peut pas en même temps éclairer les deux hémisphères. L'activité qui règne dans la vie végétative est d'autant plus grande que la vie de relation est au repos. En d'autres termes et en continuant une comparaison précédente, dans la machine humaine le mécanicien qui est le système nerveux ne peut pas se dédoubler, il ne peut pas en même temps et faire fonctionner la machine et la réparer.

Le sommeil pendant lequel cesse toute vie de

relation permet cette réparation, il laisse le temps aux organes et principalement aux organes nerveux, de réparer les pertes survenues pendant la veille.

Pour un sujet normal cette réparation est suffisante et la dépense peut continuer le lendemain. Il n'en est pas de même pour un malade chez lequel les forces nerveuses sont en déficit et si l'on veut obtenir d'une cure hydrothérapique des résultats vraiment durables, il faut non seulement augmenter la réparation, mais encore diminuer la dépense ; il faut donc favoriser le sommeil, le prolonger autant qu'il est possible, puis lui adjoindre pendant la veille le repos du système nerveux.

« Avoir l'esprit libre et l'humeur enjouée aux heures des repas et du sommeil est un des préceptes, dit Bacon, dont la pratique contribue le plus à la prolongation de la vie. » Cette pratique est une condition essentielle d'un bon sommeil. Pour bien dormir, la soirée, qui sera courte, doit être employée à calmer peu à peu l'agitation de la journée.

Passée au grand air ou dans une pièce largement aérée, employée à de joyeuses causeries

ou à entendre une musique reposante, « cette
huile douce et balsamique qui flue sur le senso-
rium desséché le détend et le délasse », elle évite
des excitations qui se continueraient fatalement
pendant une partie de la nuit et diminueraient
d'autant les heures de sommeil et elle donne
cette liberté d'esprit dont parle Bacon qui permet de déposer pour se mettre au lit, en même
temps que ses vêtements tous les soucis de la
journée.

La lecture elle-même est une mauvaise préparation au sommeil. Elle congestionne le cerveau,
diminue l'aération pulmonaire ; un chapitre intéressant a bien des chances de retarder l'heure
du coucher et, s'il y parvient, c'est qu'il contient
d'autres idées que des idées soporifiques. De là
à lire au lit il n'y a qu'un pas et l'on doit absolument se débarrasser de cette habitude néfaste.

Si une partie de la soirée est employée à lire,
cela n'a pas d'inconvénients pourvu qu'un intervalle assez long de repos, précède le moment de
se coucher.

Une promenade de quelques minutes au grand
air favorise le sommeil comme le grand air lui-
même. Dans les climats secs on peut toujours
dormir avec les fenêtres ouvertes. On respire
un air plus pur et plus renouvelé ; le sommeil

y gagne et on évite de s'intoxiquer avec l'air expiré.

Une autre condition essentielle d'un bon sommeil est de se lever tôt et de se coucher de bonne heure ; dormir la grasse matinée prédispose à l'insomnie pour la nuit suivante. Il ne faut pas exagérer le temps de séjour au lit, huit à dix heures suffisent presque toujours ; prolongé plus qu'il n'est nécessaire, ce séjour a une influence malsaine, il vicie le sang et il rend triste et morose. Il est du reste un fait certain, plus on se lève tôt, plus on s'endort facilement de bonne heure.

En ne faisant pas du jour la nuit, on profite de la « vivifiante fraîcheur des heures matinales » ; on troque contre le calme reposant et l'air plus pur du matin, l'excitation malsaine des soirées passées dans l'atmosphère enfumée d'un café ou dans l'air vicié d'une salle trop étroite.

C'est en se levant matin qu'on peut apprécier les bienfaits du sommeil réparateur de la nuit, cette sensation si agréable de force et de renouveau qu'il nous procure. Hufeland l'avait déjà remarqué : « L'homme ne jouit jamais du sentiment de son existence avec autant de pureté et de perfection que par une belle matinée ; celui qui ne profite pas de ce beau moment perd la jeunesse de sa vie. »

En dehors du sommeil, le repos prend la forme de délassement. Pendant la cure non seulement le travail, les affaires, les préoccupations, les soucis doivent disparaître, mais le malade doit éviter tout ce qui peut le déprimer, tout ce qui peut lui ôter son entière liberté d'esprit.

On ne saurait y mettre trop de soins. « Souvent on pense avoir quitté les affaires, dit Montaigne, on ne les a que changez : il n'y a guère moins de tourment au gouvernement d'une famille que d'un État entier. Où que l'âme soit empeschée, elle y est toute : et pour estre les occupations domestiques moins importantes, elles n'en sont pas moins importunes. »

L'établissement doit être un lieu sacré, véritable asile qui ne peut être violé ni par les inquiétudes ordinaires, ni par les nouvelles fâcheuses, ni par les tracas journaliers de la vie ou de la famille. Le temps qu'on y passe est un temps de vacances absolu, la dîme prélevée sur la vie de surmenage que la civilisation nous a faite est consacrée au rétablissement de la santé.

Aussi un grand danger du séjour dans un établissement hydrothérapique est d'en faire un monde en petit, de s'y créer des relations avec toutes les obligations, les tracas, les ennuis de la vie mondaine. Le malade ne doit pas oublier qu'il est malade lui-même et que les personnes avec lesquelles il peut frayer sont aussi des malades, venus comme lui pour refaire leur santé.

Les relations entre baigneurs doivent être réglées par un sans-façon plein de cordialité, mais exempt de toute espèce de devoirs assujettissants. « L'influence toute bienfaisante d'une vie retirée sur notre tranquillité d'âme et sur notre satisfaction, a dit un grand philosophe, provient en grande partie de ce qu'elle nous soustrait à l'obligation de vivre constamment sous les regards des autres et, par suite, nous enlève à la préoccupation incessante de leur opinion possible. » Bernardin de Saint-Pierre avait déjà dit : « La diète des aliments nous rend la santé du corps et celle des hommes la tranquillité de l'âme. »

Il ne s'ensuit pas que le malade doive vivre dans une complète solitude, les amusements, les causeries sont d'utiles diversions ; les maux sont plus supportables en commun et souvent la souffrance fait naître la sympathie « chose la plus douce que le cœur puisse rencontrer ici bas ».

Il ne faut pas oublier cependant qu'en général « on ne peut être à l'unisson parfait qu'avec soi-même » ; et ce fait a une importance d'autant plus grande qu'il s'agit de rapports entre personnes

plus ou moins nerveuses, c'est-à-dire très facilement irritables et chez lesquelles l'excès de sensibilité rend douloureux les plus petits froisse-
ments.

En écartant ainsi du malade, toute occasion de
travail, de préoccupation, de soucis, d'émotions
asthéniques (haine, jalousie, colère, déceptions,
etc.), on lui évite toute dépense nerveuse physique ou morale et on lui crée des loisirs qu'il va
pouvoir utiliser. Repos ne veut pas dire paresse ;
l'oisiveté et le désœuvrement amènent bien vite
un insupportable ennui, « vraie fatigue de l'âme »
qui compromettrait les résultats, malgré les conditions réunies à grand'peine d'une bonne cure.
Il est un autre danger de l'oisiveté bien décrit par
Montaigne : « Ainsi est-il des esprits ; si on ne les
occupe à certain subject qui les bride et contrai-
gne, ils se jettent déréglés, par ci, par là, dans
le vague champ des imaginations et n'est folie ni
rêverie qu'ils ne produisent en cette agitation. »

« Difficilis in otio quies » et, si malheureusement il n'est pas toujours facile de se préserver
de l'ennui, il n'est pas facile non plus de se préserver de ses propres idées. On disait à Socrate
que quelqu'un ne s'était aucunement amendé en
voyage : « Je crois bien, dit-il, il s'était emporté
avec soy. »

Pour échapper à l'ennui, il ne faut pas se préoccuper de passer le temps, il faut l'employer. Pour cela il faut régler sa vie et la faire aussi simple et aussi uniforme que possible ; le traitement, les exercices et le repos, les promenades à pied et en voiture, la musique, l'étude, la lecture, les causeries, les jeux en plein air, se succédant d'une façon régulière rompent la monotonie des journées, et celles-ci toutes semblables s'écoulent avec trop de rapidité, absolument comme passent les périodes calmes de notre existence.

« Ne cherchez pas l'amusement, dit Ruskin, mais soyez toujours prêt à être amusé. » — « C'est une grande chose que de savoir faire de sa vie une succession de plaisirs, même peu considérables. »

Ces délassements en série, vraies récréations, doivent se succéder de telle sorte que le suivant repose de celui qui est antérieur ; la lecture, par exemple, précédera la promenade, qui sera suivie d'un repos. Encore faut-il que celui-ci soit gagné, car pour qu'il soit agréable il faut qu'il réponde à un besoin ; ainsi après ses longues herborisations, c'est J.-J. Rousseau lui-même qui nous l'apprend, il revenait heureux de trouver « un repos de corps et d'âme cent fois plus doux que le sommeil même ».

La promenade doit être autre chose que l'exercice ; voici comment on doit la comprendre d'après les règles qu'on en a tracées : « Abandonnez-vous sans soins, sans soucis, sans but même, à ce doux laisser-aller de rêveries et d'émotions paisibles, à ce je ne sais quoi qui vous conduit ici plutôt que là, sans souci, sans affaires, sans même s'occuper de l'heure, marchez sans vous proposer autre chose que le plaisir de marcher. »

Il en est de même de tous les exercices modérés qui peuvent se prolonger indéfiniment sans fatigue, comme la pêche à la ligne, la pêche aux écrevisses, la chasse aux papillons, la recherche des plantes, des fleurs, etc., tous exercices amenant bien plus l'oubli de soi-même que la fatigue musculaire. En variant les sensations, en établissant de nouveaux rapports entre les idées, ils détournent les obsessions et ils contraignent peu à peu le cerveau au repos par la fatigue générale ; M. Féré pense que « la simple exposition prolongée à l'air frais, sans exercice fatigant, est une des meilleures préparations au sommeil ».

Toutefois jamais une occupation ne doit se prolonger assez pour amener la fatigue ou l'ennui ; il faut en user autant seulement qu'il est nécessaire pour se tenir en haleine et pour se garantir des inconvénients d'une ennuyeuse oisiveté.

Quelquefois, dans les affections graves du système nerveux, le repos tel que nous venons de le décrire est insuffisant ; on a alors recours à l'isolement complet ou de Weir-Mitchell.

Nous ne parlerions pas de cette méthode de traitement, où le malade est absolument passif et qui ne peut être appliquée que par le médecin, si son exposé succinct ne devait pas jeter quelque lumière sur ce que nous avons dit du repos du système nerveux.

Ayant, dans un travail antérieur, publié la physiologie de l'isolement (1), nous ne ferons que transcrire ici le peu qui intéresse le malade. Nous devrions parler également du bain tiède, qu'intentionnellement nous rapporterions ici pour bien montrer ses rapports avec le repos cérébral et son action antagoniste de l'hydrothérapie froide.

Le bain tiède délasse dans la fatigue physique ; il calme dans la surexcitation psychique ; comme Londe l'avait bien remarqué « il a dans sa manière d'agir quelque ressemblance avec le repos et même avec le sommeil ».

« Dans l'isolement de Weir-Mitchell, non seulement on recherche le repos moral, mais on doit

______

(1) F. ROLAND, *De la suppression des sensations et de ses effets sur l'activité psychique.* Paris, 1896.

éviter au malade autant que cela est possible toute espèce de fatigue. »

Il faut bien savoir que toute sensation produit dans l'organisme une décharge nerveuse. Les bruits qui frappent nos oreilles, les objets qui passent devant nos yeux, les odeurs, les frôlements de la peau, toutes ces sensations sont par elles-mêmes une dépense et, par l'excitation qu'elles produisent, elles occasionnent d'autres dépenses en se généralisant dans le système nerveux.

Si dans l'isolement relatif on diminue l'activité du sujet, dans l'isolement absolu on supprime toutes les impressions qu'il aurait à subir passivement.

« Le malade doit rester au lit, le repos doit être absolu, les mouvements aussi restreints que possible, le silence complet ; il en est de même de l'absence de mouvement dans la chambre du malade. »

Ce dernier est assisté par une garde qui doit lui éviter non seulement toute espèce d'émotions, mais toute espèce de fatigue et même dans certains cas lui donner sa nourriture.

Naturellement les rapports avec la vie antérieure sont interrompus, le malade ne doit recevoir ni lettre, ni visite.

L'alimentation, exclusivement lactée au début, doit être fractionnée pour diminuer encore de ce côté la perte des forces nerveuses qui est ainsi réduite à sa plus simple expression.

En résumé, dans l'isolement de Weir-Mitchell la vie végétative seule persiste, la vie de relation est complètement supprimée. C'est le repos complet qui ne laisse en activité que les organes dont le fonctionnement est indispensable au maintien de la vie.

Comme l'hydrothérapie froide, la cure de repos (ou d'isolement) tend à fortifier le système nerveux. Toutes deux conduisent à ce même but mais par deux chemins absolument opposés : L'eau froide exagère la vie de nutrition, l'isolement diminue la vie de relation.

Aussi ils peuvent être utilisés ensemble la plupart du temps et dans presque tous les états nerveux « où l'économie a versé dans le sens de la suprématie fonctionnelle et de la déviation nutritive ».

CURE D'AIR

« Un air pur, toujours renouvelé, constitue non seulement la première des jouissances physiques, mais une des conditions indispensables de la santé. » Et non seulement l'air a une heureuse influence sur la santé physique, mais aussi sur la vie morale. S'il fortifie les organes, il donne plus d'activité à l'esprit, plus de calme à l'imagination, plus de gaieté au caractère.

Aer sapientiam cerebro et motum membris exhibet, disait déjà Hippocrate, et Reveillé Parise nous apprend qu'il était généralement admis en Grèce « Que l'air de l'Attique rendait philosophe ». La vie en plein air était en grand honneur chez les Romains et un de leurs proverbes dit : *In aere salus.*

Ce fait, constaté de tous temps et chez tous les peuples, a nécessairement conduit la médecine à utiliser la vie au grand air, non seulement comme mesure hygiénique, mais comme moyen de guérir les maladies.

En général on se fait une idée très fausse de la cure d'air ; on considère avec juste raison l'air comme un aliment qui nous est aussi nécessaire que le boire et le manger. « Un air pur, dit Hufeland, nous fortifie et nous conserve tandis qu'un air renfermé et corrompu est pour nous le plus subtil et le plus redoutable des poisons. » Ce fait est parfaitement vrai et on pourrait croire que la cure d'air agit surtout en nous permettant de respirer un air plus pur et plus renouvelé, et cependant il n'en est rien. Dans la cure d'air les résultats si remarquables décrits par tous les auteurs, sont dus bien plus à l'air qui nous environne, qui nous baigne, qu'à l'air que nous respirons.

En respirant, on absorbe l'oxygène de l'air, cet oxygène transporté par le sang dans tous nos tissus, s'y combine avec le carbone des aliments pour former de l'acide carbonique qui est éliminé par la respiration. La rapidité et l'énergie avec lesquelles cette transformation s'opère, dépendent surtout du degré d'activité des tissus vivants et ne sont en rien modifiées ni par le nombre et la profondeur des mouvements respiratoires, ni par la richesse de l'air en oxygène.

En d'autres termes, supposons qu'en un temps donné on absorbe 100 d'oxygène et qu'on élimine 100 d'acide carbonique, eh bien, si toutes choses restent égales d'ailleurs, ces chiffres ne seront pas modifiés si on fait des inspirations plus rapides ou plus profondes, ou si on respire un air plus riche ou plus pauvre en oxygène et si même on respire de l'oxygène pur.

La quantité d'oxygène absorbée est réglée par les besoins de l'organisme, par la quantité d'oxygène consommée dans les tissus.

C'est donc l'activité des tissus qui nous donne la soif d'air et cette activité est précisément augmentée par l'air frais et vif exerçant son influence sur la peau elle-même. « Le contact de l'air frais, le frôlement de la peau par ce fluide en mouvement », sont capables de déterminer l'augmentation des échanges respiratoires. » Il en est de même de la lumière et la cure de soleil est peut-être plus fertile en résultats que la cure d'air, toutes deux, conduisant au même but, s'associent nécessairement.

C'est donc le bain d'air et de lumière qui constituent la cure d'air. S'il n'en était pas ainsi et si l'air inspiré seul avait une action sur l'économie, le séjour dans la campagne et dans les grandes villes ne marquerait pas d'une telle différence leurs habitants. Car si l'air est moins pur dans une ville, il a néanmoins partout la même composition chimique. Et cependant « comparez nos campagnards musculeux et carrés, ces velues et larges poitrines, ces bras ciselés à la Farnèse, ce teint bruni par les ardeurs du soleil avec les grêles habitants de la ville... Oui, mais les uns agitent leurs membres en plein air et les autres, Albinos d'une civilisation trop efféminée, vivent le « cul sur selle », ensevelis qu'ils sont avant de mourir dans ces sépulcres en plâtre qu'on appelle maisons ou hôtels » (MUNARET).

Il ne s'ensuit pas de ce que nous venons de dire que l'air inspiré ne joue pas un grand rôle dans la cure d'air. L'air pur et vif produit sur les bronches une sensation de fraîcheur très agréable et qui est elle-même stimulante de la vitalité, et surtout l'air sans cesse renouvelé élimine ces poisons humains, à peine étudiés dans leur nature, mais dont on connaît depuis longtemps l'action nocive : « L'haleine de l'homme tue l'homme. »

« Quand je serai moribond, faites-moi porter sous un chêne et je vous réponds que je guérirai. » Cette suprême ressource du philosophe de Genève renferme toutes les indications et les bonnes conditions de la cure d'air, cure qui doit remplacer l'exercice chez les épuisés, les débiles et les convalescents.

Une chaise longue en osier avec une couverture chaude et légère ; dans la campagne, un lieu sec, tres aéré, dont certaines parties sont ombragées et les autres bien ensoleillées ; un sol couvert de gazon exempt de poussière et d'humidité ; un air pur, sans cesse en mouvement et tamisé par des bosquets touffus ; un horizon limité par des arbres et de la verdure ; la tranquillité, le calme, l'absence de bruit ; telles sont les conditions nécessaires à la cure d'air.

Le malade y séjourne plusieurs heures, la tête abritée des rayons du soleil, le corps exposé à la lumière autant que cela est possible. Ni gants ni voilette ; « le prétexte de conserver la finesse et la blancheur de la peau ne doit jamais être un motif pour se soustraire aux toniques effets de la lumière ». Celle-ci agit sur l'homme comme sur les plantes qui dans l'obscurité ne sont pas seulement privées de couleur, mais de consistance ; elles deviennent tendres, spongieuses et elles perdent la fermeté de leur tige.

Le séjour au grand air est reposant, il favorise le sommeil. Au début cependant, il peut produire une légère excitation, et il est bon pour les personnes affaiblies de n'augmenter sa durée que par une sage progression.

La cure d'air pourrait aussi se faire en voiture. Mais la promenade en voiture entraîne déjà plus de fatigue, elle ne fait pas partie de la cure d'air proprement dite, c'est un véritable exercice.

Quant aux effets éloignés de la cure d'air nous les trouvons indiqués dans cette éloquente page d'un grand hygiéniste :

« Si les circonstances le permettent, que le médecin se hâte de conseiller le séjour à la campagne aux personnes faibles et d'une vive sensibilité, dont l'exaltation immodérée, les jouissances, les travaux, les passions, les maladies ont usé, dévoré la vie. Elles y trouveront deux biens inappréciables, la paix et la santé. Car retremper le corps et rasséréner l'âme, voilà le double but qu'on y obtient presque toujours. La pureté de l'air, l'aspect de la verdure et aussi le charme mystérieux de la campagne, auquel nul homme, quelque besoin qu'il se soit fait de la vie active des cités, ne se soustrait jamais entièrement, prédisposent déjà au bien-être. Le repos de la nature a je ne sais quoi qui se communique à l'esprit ; dès lors se calme cette irritation habituelle, cette impatience maladive propres à ceux qui exercent fortement l'intelligence.

Si les passions grondent encore elles y perdent certainement de leur âpreté ; il semble qu'on y parle de ses ennemis avec moins de ressentiment, de la chose publique avec plus de sang-froid, de la fortune avec plus d'indifférence.

L'économie participe bientôt à cet état de bien-être, ou plutôt la santé s'améliorant il y a plus de satisfaction morale. Les organes gagnent de la force, du mouvement, de la plénitude d'action ; les nerfs se détendent pour ainsi dire, le cerveau s'épanouit, le sang se rafraîchit, la transpiration est plus égale et plus active ; le corps devient agile, vigoureux ; on le sent imprégné de chaleur et de lumière.

La santé a passé dans le sang avec l'atmosphère où l'on est plongé et dont on se sature. Enfin ce temps semble moins rapide, la vie plus permanente ; on vit plus, on vit mieux, on vit pour ainsi dire de sa propre vie, car le principe en est rallumé et doucement activé. »

EXERCICE

« Pour désigner l'exercice en général, les Grecs se servaient du mot *ascésie*. Un ascète était un homme qui exerçait également son esprit et son corps. Un lieu spécial était destiné aux exercices du corps et à ceux de l'esprit. Les anciens n'ont point séparé les uns des autres : ce n'était pas le corps, ce n'était pas l'esprit, c'était l'homme tout entier qu'ils prétendaient discipliner et cela principalement en vue des qualités morales, l'âme, disaient-ils, ne pouvant rien produire de grand et de digne sans l'aide des facultés du corps.

« L'ambition aidant il se développa au sein de l'ascétique, cette institution essentiellement salutaire, une branche étrangère à sa nature toute pacifique : ce fut l'athlétique ou l'art de combattre et de remporter le prix dans les jeux publics. Cet art fut condamné par tous les auteurs anciens parce qu'il ne tendait qu'à former des corps robustes, massifs, des esprits lourds et rusés, à dégrader l'homme dans la beauté de ses formes et de son intelligence. »

De nos jours l'athlétique ne compte en France qu'un petit nombre d'adeptes ; elle a été surtout florissante en Angleterre, mais de part et d'autre elle est actuellement condamnée par les médecins et les psychologues, car les résultats qu'elle donne, grossièreté et brutalité (c'est un auteur anglais, Wilkie Collins, qui nous le dit), ne sont guère en contradiction avec ceux constatés dans l'antiquité.

Pour nous l'ascétique des Grecs est la véritable forme que doit revêtir l'exercice hygiénique et thérapeutique destiné, non plus à acquérir le *summum* de la force et de l'adresse, mais à conserver la santé et à guérir les maladies.

L'exercice, tel que nous le comprenons, est destiné à agir aussi bien sur le moral que sur le physique, son idéal est de rechercher le *mens sana in corpore sano*, soit qu'il fortifie l'organisme, soit qu'il modifie les impressions de l'âme.

Que les bienfaits qu'il procure se répandent sur celle-ci ou sur celui-là, tous deux en bénéficient, car comme le dit si bien Montaigne « tout ceci se peut rapporter à l'estroite cousture de l'esprit et du corps s'entrecommuniquant leur fortune ».

Aussi l'exercice doit-il être approprié à la nature du sujet ; il doit varier suivant l'état de l'esprit, suivant les forces disponibles, les muscles, les organes, le genre de vie antérieure, etc.

Quelques détails physiologiques vont nous montrer, du reste, combien cette méthode de guérir, dont l'application paraît simple, est en réalité compliquée.

Dans un exercice il peut y avoir deux choses à considérer : 1° l'attention volontaire et l'action de la volonté, qui sont des actes cérébraux ; 2° la contraction musculaire et le mouvement, qui se passent dans les muscles, les membres et les articulations.

Ces deux facteurs interviennent dans la plupart des exercices, mais dans des proportions qui peuvent varier beaucoup. Par exemple dans l'immobilité de l'attention volontaire il n'y a qu'un acte cérébral, le mouvement n'existe pas, la contraction musculaire fait défaut, tout l'organisme est en tension latente, préoccupé du mouvement qui devra être produit. Dans l'escrime, en dehors de l'attention volontaire, la volonté intervient dans chaque mouvement produit.

Au contraire dans la promenade en voiture, dans le massage, la contraction musculaire existe seule sans acte de la volonté et sans qu'il y ait mouvement. Dans la marche, une unique intervention de la volonté donne naissance à une série indéfinie de mouvements.

Aussi devons-nous diviser les exercices en deux catégories, les exercices cérébraux et les exercices automatiques ; dans les premiers la volonté intervenant autant ou plus que la contraction musculaire, dans les seconds la contraction musculaire étant dominante et l'action volontaire réduite à son minimum.

L'immobilité de l'attention volontaire (1), pendant laquelle chaque muscle est à l'état de tension latente, prêt à se contracter à la première excitation, est le plus haut degré de l'exercice cérébral, comme l'immobilité absolue du reste. On sait que cette dernière faisait partie de l'éducation militaire des cent-gardes et qu'elle était le principal obstacle au recrutement de ce corps d'élite.

Le tir, l'escrime, le jeu de tennis sont des exercices qui nécessitent l'attention et ils sont par là même très fatigants ; utiles dans tous les états où le malade doit s'oublier, ils doivent être interdits aux épuisés.

Un joueur de tennis par exemple doit fixer son attention pour attendre la balle de son adversaire,

(1) L'immobilité est la condition physiologique de l'attention.

Il reste immobile jusqu'au moment où cette balle est lancée, brusquement alors il se contracte des jambes, du corps et des bras pour l'atteindre et la rejeter dans le camp adverse. Il doit déployer en même temps du sang-froid, de l'adresse et de la force, chacun de ses mouvements est commandé et à chaque contraction musculaire correspond un effort de volonté, un acte cérébral.

Dans la marche au contraire, qui est un exercice essentiellement musculaire, aucun acte d'attention et seulement une impulsion unique de la volonté provoquant une série de mouvements alternants et qui peuvent se succéder indéfiniment jusqu'à ce qu'une nouvelle impulsion de la volonté les arrête ; ce sont des mouvements automatiques.

Tandis que dans la marche, où le cerveau ne joue qu'un rôle insignifiant, tout se réduit à une fatigue musculaire, dans le jeu de tennis, à la dépense musculaire s'ajoute et la fatigue de l'attention et la fatigue de la volonté qui est intervenue, non plus une fois, mais autant de fois qu'il y a eu des mouvements et enfin très souvent, pour peu qu'il y ait de la galerie, une fatigue morale pour le perdant.

Et ici, nous ne saurions trop insister sur ce point : si l'émulation est utile et même indispensable pour donner aux exercices des enfants et des jeunes gens l'entrain nécessaire, il n'en est plus de même pour des exercices destinés à rétablir la santé ; l'excitant moral, le seul mobile qui doit faire agir, est l'espérance même de guérir.

Aussi un exercice hygiénique ou thérapeutique doit-il être toujours un jeu et jamais une lutte, un combat.

L'amour propre blessé peut détruire cette liberté d'esprit, ce repos moral sur lesquels nous avons insisté ; de plus, cette sotte vanité dont chacun de nous se défait si difficilement nous pousse à faire plus que nous ne pouvons ; on dépasse ses forces et on transforme un exercice qui devrait être surtout récréatif en un véritable surmenage. Il est alors trop difficile de garder une juste mesure et trop facile de tourner à l'athlétique.

Dans les exercices cérébraux, on peut faire rentrer le tir, l'escrime, la gymnastique où chaque mouvement se fait au commandement, le tennis, le jeu de paume, la raquette etc. Ils exercent également le cerveau et les muscles et ils produisent la fatigue nerveuse aussi bien que la fatigue musculaire. Pris avec modération ils laissent dans le repos les différentes parties du cerveau affectées aux actes moraux et aux facultés intellectuelles. Car la seule action de l'encéphale, pendant la plupart de ces exercices, se borne à ordonner et à diriger les mouvements.

Ainsi ils ramènent la gaieté, ils chassent l'ennui, ils calment l'activité de la pensée et amortissent l'effet des méditations déprimantes. Musset n'a-t-il pas dit quelque part qu'un professeur d'escrime n'était jamais mélancolique ?

Ils sont utiles aux déprimés, aux pessimistes, aux rêveurs, chez qui il faut redouter les écarts d'imagination. Ils rendent de vrais services aux désœuvrés, aux faux neurasthéniques, aux gens qui n'ont rien à faire, qui s'ennuient et qui baillent dans une inaction prolongée et pernicieuse autant pour les facultés intellectuelles que pour les forces physiques.

L'effort de volonté, le travail cérébral, l'application nécessaire pour dominer ses mouvements, les arrêter ou les reproduire instantanément réveillent l'encéphale autant que l'activité musculaire réveille l'organisme tout entier.

Exercice naturel

Un mouvement produit d'abord par la volonté et qui se répète un grand nombre de fois d'une façon inconsciente et sans que la volonté intervienne de nouveau, caractérise l'exercice automatique. Aussi, à l'inverse des exercices cérébraux, les exercices automatiques sont surtout des exercices musculaires; les plus utilisés sont la marche, la danse, l'équitation, la bicyclette et le canotage; tous sont des exercices naturels.

Ils exercent non seulement la musculature sur laquelle ils portent leur action, mais tout l'organisme.

Sous l'influence des contractions musculaires et des mouvements, les battements du cœur deviennent plus forts et plus rapides, la circulation est accélérée ; la respiration devient plus fréquente, plus profonde, la soif d'air plus vive ; l'oxygène est absorbé en plus grande quantité, la nutrition est activée et avec elle la vitalité non seulement des organes locomoteurs, mais aussi de tous les viscères ; l'absorption se fait mieux, la digestion est moins paresseuse, l'appétit est augmenté, la soif plus vive ; comme l'avait bien remarqué Chomel, « on digère plus avec ses jambes qu'avec son estomac » ; les sécrétions sont activées, les urines deviennent plus abondantes, la bile coule en plus grande quantité, les selles sont plus régulières.

Tout l'organisme subit le contre-coup de l'exercice musculaire, non seulement les bras et les jambes se fortifient, mais aussi tous les organes, et il n'est pas jusqu'au cerveau lui-même qui n'en bénéficie en recevant un sang plus abondant et plus riche en oxygène. On sait que cette irrigation a une action sédative sur le système nerveux : *sanguis moderator nervorum.*

Mais pour obtenir ces heureux résultats de l'exercice, ce dernier doit être fait dans certaines conditions plus favorables.

La respiration doit se faire par le nez et jamais par la bouche. Les inspirations doivent être lentes et profondes pour produire le déplissement du poumon dans toutes ses parties.

L'exercice pris en plein air est toujours bien préférable à l'exercice pris dans une pièce mal aérée ; on y respire un air plus pur et on profite du frôlement d'un air plus agité et de l'influence si heureuse de la lumière.

L'exercice ne doit jamais précéder immédiatement le repas, entre les deux un certain intervalle de repos est nécessaire. De même on ne doit pas faire un exercice vraiment actif pendant les premières heures de la digestion, trop d'activité musculaire la troublerait ; il faut se souvenir de ce judicieux précepte de l'école de Salerne : *Post prandium, sta.* Par contre l'exercice pris trois ou quatre heures après le repas vient en aide à l'estomac pour faire cheminer les aliments alors digérés dans la partie du tube digestif où ils doivent être absorbés.

L'exercice ne permet qu'un travail intellectuel extrêmement modéré. Il exige un bon sommeil en rapport avec les forces dépensées. L'insomnie est presque toujours une contre-indication de l'exercice ; car dans un exercice vraiment thérapeutique la réparation doit toujours l'emporter sur la dépense.

Il en est de même et pour la même raison des troubles de l'estomac qui ne permettent pas une alimentation suffisante.

Pendant l'exercice, la surface cutanée émet une plus grande quantité de chaleur et une perspiration plus abondante de vapeur d'eau ; les vêtements ne doivent pas entraver cette suractivité de la peau et ne gêner en rien ni les mouvements respiratoires ni la circulation du sang. Aussi doivent-ils être lâches, très légers et faits d'un tissu perméable, dont les mailles peu serrées permettent à l'air d'y circuler avec facilité.

Enfin l'exercice doit être dosé absolument comme une médication pharmaceutique. Gradué méthodiquement, d'une manière lente et progressive, en n'allant jamais jusqu'à la fatigue et en restant toujours en deçà des forces du malade, il constitue une excellente méthode de traitement, l'entraînement, plus connue sou s le nom de cur. de terrain et dont nous aurons à repa rler.

Quelquefois le malade est trop faible pour se livrer à un exercice actif ; on lui vient en aide avec certains exercices qu'il subit pa ssivement et qui sont : le massage général, les mouvements passifs de la gymnastique suédoise et les promenades en voiture.

« Si on ne voyait dans l'exercice musculaire que le mouvement extérieur et l'effort, on ne s'expliquerait pas comment le massage peut produire certains effets identiques à ceux du travail musculaire et pourquoi on le range parmi les diverses formes de l'exercice. La main du masseur imprime au muscle qu'elle pétrit et mobilise en tous sens, des mouvements moléculaires qui influencent dans le même sens que la contraction non seulement les molécules du muscle luimême, mais ses nerfs, ses vaisseaux et tous les organes voisins » (F. Lagrange).

Il en est de même du mouvement passif produit sans l'intervention du malade. Dans la promenade en voiture, le malade subit les cahots qui sont autant de mouvements imprimés à l'économie ; de plus, ses muscles, d'une façon toute inconsciente, se contractent pour contrebalancer les déplacements incessants que ces cahots produisent.

Cet exercice ne doit se faire qu'en voiture découverte. Un certain degré de vitesse imprimé au véhicule le rend plus actif en augmentant le courant d'air et en multipliant les chocs.

Cure de terrain

La cure de terrain n'est pas autre chose que le dosage régulier et progressif « du plus naturel et du plus simple de tous les exercices, la marche » (1).

Ce mode de traitement, imaginé par Œrtel de Munich, est basé sur ce principe que « la fonction fait l'organe », c'est-à-dire que tous les organes ne peuvent être développés que par leur propre activité et affaiblis que par l'oubli dans lequel on les laisse.

Lorsqu'un malade présente un organe trop délicat, un point trop faible pour pouvoir sans danger se livrer à l'exercice ordinaire ; lorsque cet exercice, qui pourrait être utile au malade, peut devenir dangereux pour lui, si l'effort qu'il exige est au-dessus des forces de l'organe affaibli, le

(1) Cf. F. LAGRANGE, *Médication par l'exercice.*

médecin doit réglementer cet exercice, le doser comme il pourrait doser tout autre médicament.

C'est précisément ce qu'on fait dans le traitement d'Œrtel. Il nécessite une région accidentée où l'on peut trouver des chemins avec toutes espèces d'inclinaisons, depuis la route plane jusqu'au sentier à pic.

Le malade doit marcher chaque jour pendant un certain temps sur des routes dont la pente est de plus en plus forte ; puis, à mesure que ses forces le lui permettent, il augmente la durée de la marche en même temps que sa rapidité.

On peut ainsi doser l'exercice et le graduer en toutes proportions en modifiant l'un des facteurs qui peuvent intervenir, le degré de déclivité du sol, l'allure et la durée de la marche. On augmente chaque jour le travail effectué « et cette « augmentation progressive de l'effort est la con- « dition essentielle de l'accoutumance à la fati- « gue, ou, comme on dit, de l'entraînement » (F. LAGRANGE).

On ne saurait imaginer à quels résultats vraiment surprenants on peut arriver avec une prudence patiente, par cet entraînement. — Comparé aux transformations subies par certains organes, ce que nous raconte Montaigne sur les effets de l'accoutumance pourrait presque n'être pas un conte : « Celuy me semble avoir très bien conçu la force de la coustume, qui le premier forgea ce conte qu'une femme de village, ayant apprins de caresser et porter entre ses bras un veau dès l'heure de sa naissance et continuant toujours à le faire, gagna cela par l'accoutumance que tout grand bœuf qu'il estait elle le portait encore. »

Quoi qu'il en soit et sans obtenir un aussi beau résultat que la villageoise de Montaigne, on peut arriver par la cure de terrain à fortifier tous les organes aussi bien que l'économie tout entière, puisque tous les organes et l'état général lui-même participent aux bons effets de l'exercice.

Que le cœur soit faible, la respiration insuffisante, le cerveau trop épuisé, l'estomac paresseux, l'état général mauvais ; avec la cure de terrain on ne forcera pas le cœur, on ne produira pas de suffocations, on ne neurasthéniera pas le système nerveux, on ne provoquera pas de troubles gastriques, on ne diminuera pas les forces générales, ce qui arriverait probablement avec l'exercice ordinaire ; mais au contraire on fera fonctionner chacun de ces organes selon ses forces, puis peu à peu, celles-ci augmentant, on le fera fonctionner davantage, jusqu'à ce que, par son activité, il se soit transformé et qu'il soit devenu, de faible ou malade, sain et vigoureux.

Mais il faut bien savoir que l'économie ne peut s'invigorer que lentement, il faut y mettre de la persévérance. Si l'exercice doit être modéré — un effort exagéré suivi d'une inaction forcée serait la pire des choses — il doit être soutenu; chaque jour doit fournir sa peine et ni les petits malaises ni le mauvais temps ne doivent être un prétexte pour s'y soustraire. Du reste le temps n'est jamais si mauvais qu'on le pense et, comme l'a très bien observé J. Lubbock, « quand on regarde par la fenêtre quel temps il fait, il semble toujours qu'il pleut bien plus fort qu'il ne pleut en réalité ».

Enfin l'entraînement ne doit pas dépasser une certaine limite ; l'épuisement nerveux se produit aussi bien par la fatigue physique que par le travail intellectuel. Le mouvement ne doit jamais se produire au détriment de la pensée ; il faut dresser autant l'esprit que le corps « et les conduire également comme un couple de chevaux attelés à même timon ». La fatigue physique exagérée conduit à un état de stupidité, d'apathie et d'absence de volonté dans lequel finissent la plupart des victimes de l'entraînement, du sport « vraies brutes dans des corps d'athlètes ».

L'entraînement thérapeutique pourrait se faire avec n'importe quel exercice. Mais bien peu se prêtent aussi bien que la marche à un dosage régulier. De plus, celle-ci est à la portée de tous, elle peut se faire par tous les temps et en toutes saisons.

Aussi ne dirons-nous que peu de mots des autres exercices naturels. L'équitation avec un cheval doux et facile, toujours le même, peut avoir ses indications. Car avec un peu d'entraînement elle peut devenir un exercice absolument passif ; le cavalier étant mû par les seules réactions de sa monture.

La bicyclette est aussi un très bon exercice. Mais il ne faut en user qu'avec une extrême prudence ; une fois grisé par le grand air il est trop facile de « s'emballer ». Cependant elle a de véritables avantages, car avec une fatigue très réduite, elle permet le frôlement d'une plus grande masse d'air ; c'est vraiment un bon moyen de faire de l'aérothérapie sérieuse.

Nous n'en dirons pas autant de la danse. Car le plus souvent on danse trop tôt après le repas ou trop avant dans la nuit et toujours dans un lieu trop étroit où le miasme humain se combine avec la poussière pour en contrebalancer les bons effets. De plus la danse est bien souvent suivie de souper et agrémentée d'excitations malsaines.

Tous ces inconvénients en font un pis-aller qu'il faut cependant utiliser, car c'est un vrai plaisir pour la plupart des femmes et pour quelques-unes le seul mobile qui puisse les sortir de leur nonchalance et les pousser à ne pas se laisser ankyloser. C'est à la danse qu'on peut surtout rattacher cette remarque de Descartes : « Lorsque l'âme désire quelque chose, tout corps devient plus agile et plus disposé à se mouvoir qu'il n'a coutume d'être sans cela », et l'abbé Galiani en avait bien certainement observé la justesse lorsqu'il écrivait : « La tension des nerfs supplée à la faiblesse naturelle des fibres et des muscles. Aussi démontez l'imagination et tout est par terre : chassez les violons, éteignez les bougies, dissipez la joie, et ces éternelles danseuses ne pourront pas faire trente pas à pied pour rentrer chez elles sans être excédées de fatigue ; il leur faudra des voitures et des chaises, ne fût-ce que pour traverser la rue. »

Mieux vaut la danse que pas d'exercice.

Les exercices naturels conviennent en général aux personnes épuisées ; à celles qui veulent contrebalancer les effets nuisibles d'un travail intellectuel trop soutenu et les fatigues d'une vie sédentaire trop laborieuse.

Ils conviennent également à toutes les victimes d'une nutrition retardée, obèses, arthritiques, uricémiques, goutteux, graveleux, dont les tissus sont infiltrés ou de graisse, ou de produits des déchets accumulés. Chez eux, l'exercice musculaire dégraisse les organes, rafraichit le sang, active les sécrétions et nettoie les filtres excréteurs.

Presque toujours ces malades redoutent la fatigue ; ils savent les avantages qu'ils peuvent retirer de l'exercice, mais une paresse naturelle, une sorte d'inertie les retient cloués à leur fauteuil ; aussi les exercices naturels leur sont d'autant plus avantageux qu'ils peuvent en faire davantage et effectuer une plus grande quantité de travail musculaire avec une fatigue moindre et réduite pour ainsi dire au minimum.

Pour ceux-là, l'espoir d'une guérison encore lointaine et dont le chemin est bien fatigant, n'est souvent pas un stimulant suffisant. Le médecin doit les encourager et il faut leur répéter ce que disait déjà Réveillé-Parise aux paresseux de son temps : « Votre récompense est prête et vous ne l'attendrez pas longtemps. L'appétit vif, la digestion facile, l'esprit gai, le cœur content, puis un sommeil franc et profond, que désirez-vous de plus pour embellir l'existence ? »

RÉGIME

L'hygiène alimentaire, c'est-à-dire l'usage raisonné et méthodique des aliments présente un double intérêt, car si elle peut guérir certaines maladies, une mauvaise alimentation peut devenir la cause d'une foule d'affections soit du tube digestif, soit de l'organisme tout entier.

Cependant, on ne se préoccupe guère de ce que l'on mange et de ce que l'on boit ; bien peu de malades permettent au médecin de modifier leur régime et de le proportionner à leurs besoins ; généralement ce genre d'ordonnances est mis de côté, le malade préférant vivre au hasard des circonstances, ou mieux selon ses goûts.

Cet état de choses tient d'abord à la difficulté réelle, pour le médecin, d'établir un régime compatible avec les exigences de la vie en même temps que favorable au malade.

Souvent lorsque le régime choque les idées en cours, le malade en est détourné par la plupart des personnes qui l'approchent et qui, avec une naïveté qui ne serait que ridicule si elle n'était dangereuse, trouvent étrange que l'état de ses organes l'oblige à un genre de vie qui n'est pas celui de tout le monde.

Rien n'est plus instructif à cet égard que cette curieuse relation d'un médecin, Hureau de Villeneuve, qui, atteint de rhumatisme goutteux, en demanda la guérison à un changement de régime : «.... il me fallut beaucoup d'opiniâtreté, les difficultés vinrent non de moi-même, mais de mon entourage. Plusieurs personnes de ma famille, de mes amis, et surtout mes domestiques firent de nombreux efforts pour m'empêcher de continuer... »

L'alimentation vicieuse, si elle a des conséquences désastreuses et quelquefois irréparables par la suite, n'a guère, dans la vie ordinaire, d'inconvénients immédiats et comme en général on ne se préoccupe de sa santé que lorsque la maladie marque ses atteintes par des signes sur lesquels il n'est plus permis de s'illusionner, pendant longtemps encore on continue à s'empoisonner.

Et cependant, c'est pour le régime surtout qu'est vraie la célèbre comparaison d'Huxley : nous sommes tous des joueurs d'échecs qui luttons contre un adversaire loyal mais impitoyable, la nature, qui, si elle récompense au centuple les bons joueurs, ne laisse aucune faute impunie ; malheur à qui ignore les règles du jeu.

Si cela est vrai du régime dans la vie ordinaire, cela est plus vrai encore lorsqu'on fait de l'hydrothérapie ; car alors un trouble des fonctions digestives est une vraie pierre d'achoppement et souvent la seule cause d'une non-guérison.

D'autre part, l'hydrothérapie en modifiant la marche de certaines fonctions, doit modifier bien souvent le régime ordinaire. Nous avons cru devoir indiquer sur ce sujet quelques données générales, pour que nul ne pèche par ignorance ; si malgré cela il y a des fautes commises, tant pis pour les mauvais joueurs.

Pour bien se rendre compte de l'importance du régime alimentaire, il faut se reporter à la comparaison, faite précédemment, de la machine à vapeur qui demande du charbon pour fonctionner et du fer pour se réparer.

L'homme demande aussi des aliments de deux espèces : 1º les aliments respiratoires (féculents, graisse et sucre) ou hydro-carbonés qui servent à entretenir la chaleur, l'activité et la force, c'est le charbon de la machine ; 2º les aliments réparateurs, azotés, ou albuminoïdes (viandes, poissons, mollusques, crustacés) qui servent à réparer l'usure de l'organisme ; ils représentent le fer dans la comparaison précédente.

Toutefois cette comparaison n'est pas absolument rigoureuse, car les albuminoïdes peuvent produire de la chaleur en se décomposant et dans les aliments, soit animaux soit végétaux, ils sont toujours associés aux principes respiratoires dans des proportions très variables. Ce sont ces proportions qu'il importe de connaitre pour chaque aliment lorsqu'on veut établir un régime rationnel.

Ce régime doit en effet indiquer les aliments qui, dans une quantité déterminée, contiennent des hydro-carbures et des albuminoïdes en proportion exacte des besoins de l'organisme.

On sait par exemple que la viande de bœuf contient pour cent, 3 grammes d'azote et 11 grammes de carbone ; on sait d'autre part que l'homme au repos perd 20 grammes d'azote par jour et qu'il brûle 350 grammes de carbone ; il est facile de se rendre compte qu'en se nourrissant exclusivement de viande de bœuf, il devra en manger 666 grammes pour avoir ses 20 grammes d'azote et 3181 grammes pour parfaire les 350 grammes de carbone dont il a besoin.

Prenons un exemple inverse. La pomme de terre contient pour cent 0,33 d'azote et 11 grammes de carbone ; un homme qui s'en nourrirait exclusivement devrait en absorber 6060 grammes, c'est-à-dire un peu plus de douze livres, pour réaliser ses 20 grammes d'azote.

D'où la nécessité d'une alimentation variée. La principale cause des fautes de régime est la mauvaise association des aliments.

Car, et il est facile de s'en rendre compte, même en mangeant beaucoup, on peut ne pas manger suffisamment ; de même qu'en mangeant relativement peu on risque encore d'introduire dans l'organisme un excédent de nourriture inutilisable et par conséquent nuisible comme nous le verrons plus loin.

Ainsi un homme qui mangerait trois kilos de viande n'aurait pas assez de carbone pour vivre, et celui qui ne mangerait que dix livres de pommes de terre manquerait d'azote pour réparer ses tissus.

Un autre danger d'un régime mal équilibré, c'est la quantité d'aliments inutilisables qu'il introduit nécessairement dans l'économie.

Ainsi en ne se nourrissant que de viande, il faut en prendre trois kilos pour avoir 350 grammes de carbone, mais, par là même, on aura introduit 90 grammes d'azote au lieu des 20 grammes qui sont nécessaires.

En prenant douze livres de pommes de terre pour faire les 20 grammes d'azote utilisables, on introduira 660 grammes de carbone, c'est-à-dire près du double de ce qui est utile.

Ces exemples sont évidemment une exagération qui ne se rencontre probablement jamais dans la pratique, mais ils permettront de conclure du plus au moins.

Avec une alimentation variée, le travail de la digestion est réparti entre différents organes ; les glandes salivaires et le pancréas digèrent les féculents et les graisses, l'estomac la viande, l'intestin les graisses et le sucre.

Si l'alimentation est composée d'une même substance, l'organe qui aura à la digérer sera bientôt épuisé ; d'abord, il refusera son service, puis il deviendra malade.

Aussi il est inutile de faire ressortir l'importance du régime pour ménager et maintenir en bon état les organes digestifs. Dans les cures que nous avons étudiées précédemment toutes reconstituantes, les organes de la digestion et surtout l'estomac ont un rôle essentiel à jouer. L'estomac est « le père de famille », dont l'incapacité, même momentanée, serait préjudiciable à tout le reste.

Avec un mauvais régime, ou bien l'alimentation est insuffisante, ou bien elle introduit dans l'économie des substances, qui d'abord l'épuisent en nécessitant une digestion inutile, et ensuite l'intoxiquent, qu'elles soient absorbées ou qu'elles restent dans l'intestin.

Si la digestion est incomplète, les parties non digérées ne peuvent pas être absorbées, elles stagnent dans l'intestin, s'y putréfient, l'irritent et servent de base à une série de poisons (toxines) qui sont résorbés ensuite.

Si la digestion est complète, les aliments sont absorbés, mais étant en excès, ils ne sont point utilisés, ou bien ils encombrent les tissus (graisse) ou bien ils donnent un surcroît de travail aux organes chargés de les éliminer (urée, acide urique) et ils deviennent le point de départ d'une foule d'affections chroniques (goutte, gravelle, obésité, migraine, rhumatisme, etc.).

Voici un tableau emprunté à Dujardin-Beaumetz qui nous donne la quantité d'azote et de carbone contenue dans les principales substances qui servent à l'alimentation :

Pour 100 grammes de :	Azote	Carbone
Viande de bœuf.	3	11
Bœuf rôti.	3,53	17,76
Poulet	2,90	10,40
Veau.	2,40	12
Mouton.	3,60	19

Foie de veau	3,09	15,68
Foie gras	2,12	65,58
Rognons de mouton	2,66	12,13
Chair de raie	3,83	12,25
— de morue salée	5,02	16
— de harengs salés	3,11	23
— de harengs frais	1,83	21
— de merlan	2,41	9
— de maquereau	3,74	19
— de sole	2	12,25
— de truite	2,20	15
— de saumon	2,09	16
— de carpe	3,50	12
— d'anguille	2	30
— d'huîtres	2,13	7,18
— de homard cru	3	11
Œufs	1,90	13,56
Lait de vache	0,66	8
— de chèvre	0,69	8,60
Fromage de Brie	3	35
— de Gruyère	5	38
Chocolat	1,52	58
Farine de blé	1,64	38,50
— de seigle	1,75	41
— d'orge	1,90	40
— de maïs	1,70	44
Riz	1,80	41
Gruau d'avoine	2	44
Pain blanc	1,08	29,50
Pain de blé dur	2,20	31
Pommes de terre	0,33	11
Fèves	4,50	42
Haricots secs	3,92	43
Lentilles sèches	3,87	43
Pois secs	3,66	44
Champignons	0,60	4,52

Figues sèches.	0,92	34
Pruneaux.	0,75	28
Lard	1,28	71
Beurre frais.	0,64	83
Huile d'olives.	»	98
Bière forte	0,05	4,50
Vin.	0,15	4

En consultant le tableau qui précède, il est facile de se rendre compte que le lait et les œufs sont les seuls aliments qui contiennent à peu près les proportions d'azote et de carbone nécessaires à la ration d'entretien. Ce sont des aliments complets. Le lait est souvent utilisé dans la cure de repos, nous verrons qu'il devient insuffisant dès que le malade se livre à un exercice quelconque.

De même il est facile de se rendre compte que la ration d'entretien peut être fournie aussi bien par les aliments d'origine végétale que par ceux d'origine animale. De là, le régime carné et le régime végétal, tous deux présentant des indications spéciales ; l'un reposant l'estomac et l'autre le tube intestinal ; le premier augmentant l'acidité dans le sang et dans les urines, excitant la vitalité et la vie cérébrale ; le second diminuant l'acidité des humeurs, rendant les tissus plus mous, les organes plus faibles et pouvant être un vrai sédatif du système nerveux et des passions en général.

Enfin on peut voir que le vrai régime, celui qui peut fournir la ration d'entretien sous son plus petit volume, celui qui présente le moins d'inconvénients est le régime mixte composé de viandes et de végétaux ; c'est celui généralement adopté.

Nous avons dit que la ration d'entretien devait fournir 20 grammes d'azote et 350 grammes de carbone. Mais ces chiffres sont relatifs, ils varient suivant le poids du sujet, son âge, son tempérament et surtout d'après son genre de vie.

Dans une cure hydrothérapique, le malade peut être au repos complet, il peut faire de l'hydrothérapie froide, et plus ou moins d'exercice.

Ces différents modes d'existence modifiant les conditions de la vie doivent également modifier le régime.

Si, au repos, le malade a besoin de 20 grammes d'azote et de 350 grammes de carbone, lorsqu'il fait de l'hydrothérapie froide — qui comme nous l'avons vu active les combustions et favorise la réparation des tissus — il a besoin d'une plus grande quantité d'azote et de carbone. Mais tandis que quelques grammes d'azote en plus seront suffisants, les hydrocarbonés devront augmenter dans des proportions considérables, ils devront arriver souvent au double de la ration d'entretien et même la dépasser.

Lorsqu'enfin le malade se livre à l'exercice musculaire, l'azote ne doit pas augmenter (F. Lagrange, Gautrelet, Bouchard), par contre les hydrocarbonés, qui fournissent la force, devront prendre des proportions encore plus considérables.

Par exemple, le malade qui fait de l'hydrothérapie aura besoin de 25 grammes d'azote (tout au plus d'après nos expériences) tandis que pour subvenir à ses combustions activées, il aura besoin de 6 à 700 grammes de carbone.

Lorsqu'il fait de l'exercice, la quantité d'azote devra rester la même et la quantité de carbone à brûler s'élèvera à 8 ou 900 grammes par jour. Et ici nous ne saurions trop nous appuyer de l'autorité du professeur Bouchard : « Je ne veux pas, dit-il, que, demandant à la viande de réparer les éléments anatomiques, on lui demande encore d'être le combustible qui devra créer la chaleur et la force. Je concède la viande à chaque homme dans la proportion de la masse de son corps et de l'activité de ses mutations nutritives, la donnant en plus fortes proportions aux penseurs et à ceux qui ayant des mutations plus actives ont besoin de forces en réserve pour pouvoir, à un moment, fournir un travail extraordinaire, mais je ne veux pas qu'on fasse du travail musculaire avec de la viande, le travail musculaire doit se faire avec du pain et de la graisse (1). »

Maintenant, si on essaye de réaliser pratiquement ces chiffres — 25 grammes d'azote et 700 grammes de carbone — on verra que même avec une petite quantité de viande, toujours le carbone est en déficit et l'azote en excès.

Ainsi en prenant pour l'alimentation d'une journée :

		Azote	Carbone
Viande de bœuf	200 gr.	6	22
Poulet.	100 gr.	3	11
Beurre et graisse.	150 gr.	0,96	124,50
Pain blanc.	500 gr.	5,40	147,50
Riz	100 gr.	1,80	41
Pois secs	100 gr.	3,66	44
Lait	500 gr.	3,30	40
Pruneaux	100 gr.	0,75	28
Vin	500 gr.	0,75	20
		25,62	478,00

En choisissant les aliments les moins azotés et les plus riches en hydrocarbures, on n'arrive pas à 500 grammes de carbone alors qu'on dépasse déjà le chiffre voulu d'azote.

Aussi le plus souvent qu'arrive-t-il ? C'est qu'avec l'excellent appétit que leur donne la douche, les malades mangent trop et surtout trop de vian-

(1) CH. BOUCHARD, *Maladies par ralentissement de la nutrition*, p. 241.

des ; ils encombrent leur tube digestif et leur sang
de produits de déchet ; après quelques jours de
ce régime, la langue est sale, l'haleine mauvaise,
les selles semi-liquides et fétides ; l'estomac
épuisé refuse ses services et l'alimentation devient
impossible.

Pour éviter ces accidents il est un moyen bien
simple : ne manger que 2 ou 300 grammes de
viande par jour — une à deux côtelettes de
mouton et une aile de poulet — beaucoup de
pain, de riz, de féculents et surtout de beurre et
de graisse. Quand on fait de l'hydrothérapie et
de l'exercice, les viandes grasses se digèrent
très bien et 200 grammes de graisses trouvées
dans une tranche de bœuf ou de jambon donne -
ront bien peu d'azote et près de 200 grammes de
carbone. L'huile de foie de morue prise le matin
à jeun peut rendre de grands services. Le déjeu -
ner du matin doit se composer surtout de pain,
de beurre et de miel, tous aliments riches en
carbone. A quatre heures de l'après-midi, il est
facile de prendre du pain et du lait pour déchar-
ger d'autant le repas du soir et pour éviter d'y
manger une trop grande quantité de viande toujours nuisible au repos de la nuit.

Si nous avons insisté sur ces chiffres qui peuvent
paraître fastidieux, c'est moins pour indiquer la

quantité des aliments qui doivent en être pris —
cette quantité devant être forcément variable
suivant les sujets — que pour montrer les dangers très réels d'une alimentation trop carnée.

Mais si la plupart des malades mangent trop,
trop de viande surtout, si pour ceux-là, l'absence
d'un bon cuisinier et une table frugale sont le
commencement de la sagesse, il n'en est pas
toujours ainsi et souvent une alimentation sura-
bondante est pour le médecin un moyen thérapeutique bien utile.

Chez bien des malades l'appétit a disparu, la
gourmandise, — « cette résignation implicite aux
ordres du Créateur, qui nous ayant ordonné de
manger pour vivre, nous y invite par l'appétit,
nous soutient par la saveur et nous en récompense par le plaisir » — a cessé d'être un devoir,
le plaisir de la table est devenu un véritable sup-
plice. Le malade s'est affaibli lentement ; ses organes sont de plus en plus paresseux à mesure
qu'ils ont subi le contre-coup de l'état général,
le moral lui-même en est changé et à la joie de
vivre a succédé une véritable affliction.

Tout doit concourir à faire cesser cet état de
choses, et si alors la cure d'air, l'eau froide doivent exciter l'appétit, toutes les ressources de

l'art culinaire doivent venir en aide à la cure d'eau. C'est alors qu'on peut apprécier les avantages d'un bon cuisinier, qui, sachant rendre un potage savoureux, un rôti flatteur à l'odorat et délicieux au goût, arrive à réveiller l'appétit, à ressusciter la gourmandise, à remettre le malade en bon chemin, en lui faisant accepter avec résignation cet ordre, manger pour vivre, que lui a donné le Créateur.

Pour ces malades, il ne saurait être question ni d'azote ni de carbone ; ils doivent manger et manger autant que le permet leur estomac. Ils ont non seulement à réparer leurs tissus, mais à reconstruire leur musculature et celle de leurs organes et ils ne sauraient y mettre trop de matériaux.

Pour eux les aliments qui se digèrent le mieux et le plus rapidement sont les meilleurs. Mais il ne faut pas oublier, comme l'a très bien dit Trousseau, que « l'aliment le plus digestible est celui « qui fournit à l'économie la plus grande quantité d'éléments réparateurs en exigeant le moins « de travail possible de la part des forces digestives ».

La matière première des aliments doit être de très bonne qualité, très fraîche et n'ayant subi aucune fermentation ; servie au naturel, jamais

elle ne doit être transformée par les savantes mix-
tures qui chez bien des restaurateurs cachent
sous des formes brillantes la pauvreté du fond
en même temps qu'elles ne servent qu'à brûler
la langue, irriter l'estomac et encombrer inutilement le tube digestif.

C'est une grande affaire que la table dans un
établissement hydrothérapique. La salle de douche doit trouver dans la salle à manger une aide
intelligente ; comme deux sœurs jumelles elles
se doivent un mutuel appui ; l'une augmentant
les besoins de l'organisme, stimulant les voies
digestives, ouvrant l'appétit « cette émanation
du ciel » ; l'autre, chargée de réparer les brè-
ches, a un rôle peut-être plus difficile, elle doit
flatter le goût, exciter l'estomac, apaiser la
faim, tout en assurant une digestion facile et
inaperçue et en laissant un tube digestif apte à
recommencer quelques heures après.

Aussi la cuisine doit-elle être simple et naturelle, bien que soignée, variée et agréable. Les
sauces, les condiments, les acides, les viandes
marinées ou trop faites ; en un mot tout ce qui
est indigeste doit en être proscrit. Car elle doit,
avons-nous dit, assurer une digestion facile et
inaperçue.

« On ne sait jamais si l'on a bien dîné que le

l endemain matin » disait le Dr Véron qui devait avoir dans ces sortes de choses l'expérience d'un véritable amateur.

Il faut toujours que le malade sache, dès la fin du repas, qu'il a bien dîné et le lendemain il ne doit en garder qu'un souvenir agréable. Car « la « digestion est de toutes les opérations corpo- « relles celle qui influe le plus sur l'état moral de « l'individu. La manière dont la digestion se fait « et surtout se termine nous rend habituellement, « tristes, gais, taciturnes, parleurs, moroses ou « mélancoliques, sans que nous nous en doutions, « et surtout sans que nous puissions nous y re- « fuser ».

D'une bonne digestion dépendront les meilleurs moments de la journée et les heures non troublées du sommeil et de ces deux facteurs un pas vers la guérison.

Car cet état psychique créé par une bonne digestion antérieure réagit lui-même sur les suivantes ; les malades attendent avec plus d'impatience cette heure qui marque entre toutes, où le plaisir de manger s'associe au plaisir de la table, où, en même temps que la faim s'apaise, « l'esprit s'aiguise, l'imagination s'échauffe, les bons mots naissent et circulent ».

Aussi la table d'hôte est-elle bien préférable

aux petites tables, bonnes tout au plus pour les malades qui sont en famille. Elle présente de grands avantages ; l'appétit légendaire ici est d'un bon exemple ; puis si, au début, chacun mange sans parler et sans faire attention à ce qui peut être dit, bientôt la conversation s'engage et pourvu qu'on ne parle ni de médecine, ni de maladies, ni de régimes, la bonne humeur des convives, stimulée par un excellent dîner, rendu meilleur encore par un excellent appétit, se gagne et le nouveau venu oublie des idées maladives avec lesquelles il aurait dîné en tête à tête s'il avait été seul.

La cuisine doit également ne jamais encombrer le tube digestif et tout en apprêtant le repas du jour, elle doit préparer l'appétit du lendemain. Aussi, les potages, les œufs frais, le lait pur, les viandes bien cuites, les poulets arrosés de leur propre jus, le riz, les féculents, les légumes verts préparés au beurre frais, les fruits pris sur l'arbre doivent remplacer ces mets trop raffinés qui ne laissent après eux que l'incendie et la fatigue (1).

---

(1) L'alimentation se fait à Divonne d'après les règles que nous venons d'indiquer. Souvent les qualités mêmes qu'on lui demande empêchent qu'elle ne soit très variée et quelquefois elle peut paraître un peu monotone ; mais comme il est

Les repas doivent être espacés autant pour permettre à l'estomac de se débarrasser de son contenu que pour laisser à la faim le temps d'arriver.

Le premier déjeuner doit être pris avant huit heures, généralement il est pris trop tard. Les grands repas à midi et à sept heures sont parfaitement espacés ; ce n'est que dans certains cas que leur intervalle peut être coupé par une légère collation.

Le thé de quatre heures a presque toujours des inconvénients. Offert le plus souvent à des personnes qui ont bien déjeuné et qui n'ont ni faim ni soif, il compromet la digestion du repas du soir. Il ne doit avoir qu'un but, la distraction et le bavardage ; jamais il ne doit devenir une occasion de se bourrer de gâteaux et de friandises.

Car si l'estomac des baigneurs doit être soigné

préférable qu'elle soit très saine, c'est un inconvénient qu'il faut savoir supporter.

L'établissement, avec un désintéressement que nous ne saurions trop louer, veut bien fournir des mets supplémentaires à tous les malades dont le régime s'écarte trop du régime général et cela à titre gracieux lorsque ce régime est prescrit par le médecin.

L'eau de Divonne se digère admirablement ; prise au repas, pure ou coupée de vin, elle est préférable à toute espèce d'eau minérale. La fontaine du cygne la fournit aussi pure et aussi fraîche que la source même.

par le cuisinier, à plus forte raison ceux-ci doivent-ils le ménager. Il est une faute presque générale et que bien peu de personnes savent éviter ; c'est ce défaut qui, aux yeux de Brillat-Savarin, annihilait toutes les excellentes qualités de son ami le D\u1d63 Richerand et qu'il formula ainsi, lorsque celui-ci inquiet et tourmenté voulut enfin connaître ce grand, cet immense défaut : « tu manges trop vite ».

La régularité dans les repas — ne pas manger plus un jour qu'un autre — et les repas pris à des heures régulières (1) favorisent presque autant qu'une bonne mastication les fonctions de l'estomac.

Celui-ci ne saurait être trop ménagé ; il faut lui garder les égards qu'on réserve à son meilleur ami, car pendant la cure d'eau froide c'est lui le surmené, la victime ; c'est encore le père de famille, mais d'une famille dont chaque membre dévore. Si vous abusez de ses forces, après quelques jours de patience, il vous obligera à faire à table triste figure et à y rester dans cette oisiveté dont nous avons déjà signalé les dangers, et c'est ici la pire de toutes.

(1) Chaque malade doit considérer comme un devoir l'exactitude à se mettre à table lorsque la cloche du dîner sonne.

Jusqu'ici nous n'avons pas parlé des légumes verts, c'est que, si quelques-uns d'entre eux contiennent une faible quantité d'azote (choux, asperges, cresson, truffes, champignons), les autres (laitue, chicorée, artichauts, haricots verts, carottes, petits pois, oseille, épinards, tomates) ne contiennent guère que de l'eau et des sels. Les uns et les autres n'ont guère d'utilité comme aliments, par contre ils servent à balayer le tube digestif et à véhiculer au dehors les résidus de la digestion.

Les fruits contiennent une certaine quantité de sucre ; ceux qui en contiennent le plus peuvent servir à l'alimentation (prunes, cerises, raisins), mais leur but principal est d'éviter la constipation en faisant couler la bile et en liquéfiant le contenu intestinal.

Une fausse délicatesse ne doit pas nous empêcher d'insister sur cette partie extrême de la digestion, car elle est peut-être plus importante que celle qui se passe dans les points plus relevés du tube digestif; du reste « la médecine doit franchir courageusement tous les obstacles ; elle prend l'homme pour ce qu'il est et lui prête une main secourable au milieu des misères qu'il voudrait, mais qu'il ne peut oublier » (BORDEU).

D'après ce que nous avons dit plus haut, on

en comprendra toute l'utilité, car une exoneration régulière est la condition *sine quâ non* d'une bonne digestion, et bien des malaises d'estomac, bien des embarras gastriques n'ont pas d'autre cause qu'un embarras intestinal.

Une autre raison d'éviter la constipation est l'influence qu'elle exerce sur le moral et, malgré ce qu'un tel aveu peut avoir d'humiliant, on peut répéter ici la phrase de Montaigne « Où que l'âme soit empeschée, elle y est toute ». Le *bene moratus venter*, d'après Sénèque, est la première des libertés et Dujardin-Beaumetz, parlant de cette influence de la constipation, rappelle cette boutade de Voltaire, qui est, dit-il, et sera toujours vraie : « Les personnes qui s'acquittent tous les matins, dès qu'elles ont déjeuné, d'une bonne selle aussi aisément qu'on crache, sont, par ce fait, favorisées de la nature ; elles sont douces, affables, gracieuses, prévenantes, compatissantes, officieuses. Un non dans leur bouche a plus de grâce qu'un oui dans la bouche d'un constipé. »

L'habitude joue un grand rôle dans l'exonération. En se présentant à heure fixe à la garde-robe, on peut plier à cette accoutumance l'intestin le plus récalcitrant.

C'est ce que chacun doit faire le matin au lever

et le soir avant de se coucher. Dans l'intervalle, on ne doit jamais attendre et patienter — ce que la plupart des femmes font — quelles que soient les circonstances, lorsque le besoin de s'exonérer se fait sentir.

L'exercice, la marche en montée et surtout en descente rapide, le bain de siège à eau courante, la gymnastique suédoise, le massage de l'abdomen, amènent presque toujours des contractions intestinales ; si celles-ci se font attendre, il ne faut pas hésiter à recourir aux médicaments.

Il est toutefois un moyen hygiénique qui rend de réels services et même quelquefois de trop grands services, car il produit assez facilement la diarrhée, c'est l'eau froide en boisson.

Des boissons.

Tout se tient dans la cure hydrothérapique, et si la nutrition est exagérée, la dénutrition et les produits de déchets sont nécessairement augmentés. Les boissons qui doivent fournir à tous les liquides de l'économie doivent être augmentées également.

L'eau est sans contredit la meilleure des boissons, car elle n'apporte rien d'étranger à l'économie et elle ne peut que faciliter son fonctionnement en lavant le sang et les tissus de leurs souillures qu'elle entraîne au dehors ; elle est utile par ce qu'elle emporte.

Aus si la plupart des malades doivent boire de l'eau. Le Dr P. Vidart en faisait absorber une certaine quantité à quelques-uns de ses malades (arthritiques, rhumatisants, graveleux, uricémiques), par contre il la supprimait tout à fait chez quelques autres (chlorotiques, anémiques, scrofuleux et lymphatiques) ; pour les nerveux, les doses étaient modérées, quelques verres entre les repas.

Nous ne saurions qu'imiter cette judicieuse pratique ; ce qu'il importe de savoir, c'est comment et quand il faut boire de l'eau.

L'eau doit être bue par petite gorgée ; elle doit être sirotée — qu'on me pardonne cette expression qui évidemment n'est pas à sa place ici — il faut mettre plusieurs minutes à absorber un verre entier. De la sorte, elle ne charge ni ne dilate l'estomac d'où elle s'écoule très rapidement (quand l'estomac est vide) et on peut en prendre impunément plusieurs litres dans la journée. Béclard a, en effet, démontré qu'elle passe dans l'intestin quelques minutes après l'ingestion, il n'en reste alors que très peu dans l'estomac, elle est en grande partie dans le duodénum. De même, elle ne reste pas dans la circulation, elle ne dilue pas le sang, car elle s'élimine avec une rapidité surprenante par les urines.

L'eau prise le matin à jeun une heure avant le déjeuner (deux ou trois verres en une demi-heure) favorise les évacuations alvines.

On peut en prendre avant et pendant la promenade qui précède la douche et après la douche lorsque la réaction est terminée.

Par contre il ne faut en prendre que très peu au repas et jamais pendant les trois premières heures qui suivent.

Mais lorsque la digestion est terminée, il y a avantage à en ingérer une certaine quantité, car elle fait contracter l'estomac, l'aide à se vider et favorise l'absorption intestinale. Quelquefois il est bon d'en prendre le soir, une demi-heure avant de se mettre au lit. Lorsqu'on doit boire dans la nuit, le lait est préférable.

Jusqu'ici il n'a été question que de l'eau fraiche ; l'eau très chaude (40°) a souvent son utilité dans certains troubles de l'estomac ; mais comme l'eau bouillie est toujours assez désagréable, nous préférons la donner sous forme d'infusion (camomille, violette, millepertuis) ; mais ce n'est que dans quelques cas particuliers qu'elle est utilisable.

Le vin doit être pris aux repas. En petite quantité, suffisante pour stimuler la muqueuse gastrique, il réveille l'appétit, favorise la digestion et son emploi ne présente aucun inconvénient.

Par contre si la quantité absorbée est suffisante pour stimuler non plus seulement la paroi stomacale, mais aussi le système nerveux, alors il fait œuvre nuisible, car il ralentit la nutrition et neutralise les bons effets de l'hydrothérapie froide.

Se rasséréner l'âme avec un verre de bon vin est une excellente pratique pour les vieillards et quelquefois pour les convalescents, mais elle est détestable dans les maladies nerveuses.

Le procédé pour échapper au spleen illustré par lady Montague — le galop tout le jour, le champagne le soir — est une sorte de sommeil anesthésique dont il faut sortir tôt ou tard ; il peut être très agréable par lui-même, mais il prépare toujours un réveil qui nous laisse plus découragé et plus malade qu'auparavant.

Le thé et le café sont également de bons stimulants pour l'estomac ; malheureusement ils réveillent l'activité psychique, la vie de relation et ils diminuent le sommeil. De plus ce sont des aliments dits d'épargne, c'est-à-dire qu'ils ralentissent les oxydations ; comme l'alcool, ils ne font qu'exciter l'économie et ne lui apportent rien en échange et au point de vue où nous nous sommes placé, toute leur action se produit en déchet et en définitive aux dépens des forces de l'organisme.

TRAITEMENT MORAL

En lisant ce qui précède on a pu se rendre compte que la cure hydrothérapique, composée surtout de pratiques hygiéniques, souvent contraire aux goûts, aux habitudes, aux tendances de chacun, ne doit pas être toujours aussi agréable qu'on pourrait le croire. « L'hygiène est une vertu », disait J.-J. Rousseau ; c'est en effet un tissu d'efforts à faire et de privations à s'imposer et jamais une méthode qui guérit sans que le malade s'en mêle.

Aussi, si le médecin n'intervient pas à chaque instant pour fortifier la volonté et relever le courage en prévoyant les avantages d'une sage conduite et les dangers d'une habitude funeste, les prescriptions resteront lettre morte quelquefois, et presque toujours elles auront à subir une infraction chaque fois que l'occasion s'en présentera.

Si encore la guérison se montrait rapide pour encourager les actes du malade ; mais le plus souvent il n'en est rien. Et même sous l'influence de l'eau froide,qui réveille les maux endormis et qui exalte ceux qui existaient déjà, d'un exercice qui ne produit que des effets immédiats et qui ne peuvent se traduire que par de la fatigue, d'un régime qu'on croit débilitant parce qu'il apaise une surexcitation sur laquelle on avait vécu jusqu'alors, la santé parait devenir plus mauvaise qu'elle ne l'était auparavant et elle semble pire aux yeux d'un malade pour qui le plus petit malaise est cause de pessimisme et prétexte pour interrompre son traitement.

Le médecin doit d'une main ferme diriger le malade dans la voie qu'il sait être la bonne ; il doit sacrifier sans regrets des avantages immédiats pour des résultats meilleurs quoique plus tardifs ; à lui de calmer l'impatience, de relever le découragement, de remplacer une volonté absente par une sage ténacité et c'est alors qu'il doit s'armer de patience.

Car alors commence cette lutte épique — toujours la même — entre la foi du médecin et le scepticisme de plus en plus grand et quelquefois bien cruel du malade. Le malheureux a déjà usé inutilement de tant de moyens de guérison que par un raisonnement bien naturel il se désespère, il s'irrite et refuse de marcher dans une direction où tout est obscurité pour lui.

7

Combien il serait plus facile, pour tromper son impatience, d'imiter ce médecin dont se plaignait Byron : « Il en est à sa seizième visite et moi à sa seizième ordonnance. »

Souvent le malade est un invalide moral, victime d'errements dont il est l'esclave ; incapable de prendre une résolution, plus incapable de la tenir, il retombe sans cesse dans des habitudes fâcheuses et chaque rechute est un déficit pour des forces nerveuses déjà en faillite et une cause de désespoir pour une volonté de plus en plus consciente de sa faiblesse.

Désemparé, il est incapable de sortir de l'ornière qu'il s'est creusée, mais s'il se sent soutenu, surveillé, encouragé, l'ennemi parait moins dangereux, la lutte plus égale, la victoire plus certaine ; volontiers il dirait avec le héros d'Ovide : « Nos duo, turba sumus ».

Quelquefois l'habitude d'être malade a passé à l'état de nature et certains malades ne peuvent pas se concevoir autrement que malades ; J. Simon a bien étudié cet état d'âme : « Le corps est un assez mauvais compagnon. Les soins excessifs qu'on lui donne finissent avec le temps par tourner en nécessité. Il devient exigeant, tendre, maladif, incapable de supporter la fatigue et la douleur. Le comble, c'est que la plupart des esprits voient un raffinement de civilisation dans cet assujettissement à la matière. Les femmes surtout tirent gloire de leur délicatesse et quelquefois de l'imbécillité de leurs organes. »

Il en est quelques-unes chez lesquelles l'habitude d'être malades est tellement enracinée qu'elles sont incapables de s'en défaire lorsque la santé est revenue. Et si les objurgations impérieuses du médecin cherchent à les sortir de leur apathie, elles paraissent aussi étonnées que dut l'être le marbre de Pierre de Cortone lorsque cet artiste enthousiasmé interpella ainsi son œuvre : « Eh bien ! pourquoi ne marches-tu pas ? Ignores-tu que tu es vivant ? »

Le médecin doit montrer le ridicule de certaines craintes, l'absurdité de dangers chimériques, l'invraisemblance de faiblesses imaginaires. Il doit user de son énergique influence pour sortir de leur lit des malades qui y sont cloués plus par une vieille habitude que par la maladie.

Dans certaines psychoses douloureuses, les malades ont besoin d'affirmations étrangères pour étayer leur propre jugement ; d'autres fois ce sont des souvenirs douloureux, des plaies anciennes et mal fermées, des chagrins, des angoisses morales qui demandent à être effacés, pansés, doucement engourdis.

Enfin le médecin doit voir les choses comme elles sont, il doit diminuer l'enthousiasme et atténuer le découragement. Il doit garder un jugement droit et décider pour des malades, mauvais juges en leur propre cause et mauvais témoins de l'évolution d'une maladie qui les intéresse trop. C'est un vieil axiome : « tout homme malade est sans raison ou n'a qu'une raison esclave. » Les médecins eux-mêmes ne peuvent pas se soustraire à cette loi et, comme le dit très bien le Dr P. Vidart, cette sentence formulée : « *Médecin, guéris-toi toi-même* » n'est pour nous tous qu'une amère ironie. »

DIVONNE

AU POINT DE VUE DE LA CURE
HYDROTHÉRAPIQUE

Lorsque. vers 1840, le Dr Paul Vidart arriva à
Divonne et qu'enthousiasmé par la beauté du site,
la pureté de l'air, la fraîcheur de l'eau, il résolut
d'y dresser sa tente, il vit, par une intuition gé-
niale, les immenses avantages que la santé de s
malades pourrait retirer d'un tel lieu ; la trilogie
de Priessnitz, alors au milieu de ses succès — la
santé par l'eau, l'air et l'exercice — lui apparut
vivante et plus belle dans la réalité qu'il venait
de découvrir, que son imagination n'avait osé la
concevoir.

Divonne, en effet, au pied du Jura qui comm e
un vaste écran l'abrite des vents du nord, assez
élevé cependant pour dominer la plaine et le lac
de Genève, placé au milieu d'un pays sillonné de
routes ombragées et de sentiers verdoyants, pos-
sédant les sources merveilleuses que l'on sait,
est l'endroit rêvé pour faire une cure hydrothérapique.

Au point de vue de la cure d'eau, Divonne possède quatre sources (Vidart, Emma, Ausone, Barbelaine) qui jaillissent dans le parc même de l'établissement.

L'eau de ces sources vient sourdre en soulevant le sable fin qui tapisse le fond des bassins. Elle est limpide, fraîche, cristalline ; par sa pureté elle s'éloigne autant que possible de toute espèce d'eau minérale ; inodore, très aérée, elle est agréable à boire, riche en azote et en oxygène ; la présence de ce dernier gaz est un indice certain de sa pureté au point de vue des micro-organismes.

Sa qualité dominante est sa fraîcheur ; sa température, invariable quelle que soit la saison, est de 6° 5 centigrades.

Elle alimente les bains, les piscines et les douches du récent établissement où sont réunies toutes les ressources de l'hydrothérapie.

On y remarque de vastes piscines dans lesquelles l'eau se précipite à torrents ; une salle de douches admirablement outillée et où on peut administrer l'eau à toutes les températures et sous toutes ses formes ; des cabines spacieuses, claires, bien aérées et d'une méticuleuse propreté ; un vaste hall où l'on peut continuer sa préaction en attendant son tour de douche, et même se réchauffer entièrement lorsque le mauvais temps ne permet pas l'exercice au grand air.

Enfin des doucheurs et des doucheuses, des masseurs et des masseuses, tous gens habiles et expérimentés, forment avec le médecin la partie agissante de cette organisation.

En hiver et dans les saisons moyennes le pavillon des bains est entièrement chauffé. La température du hall, des couloirs, des cabines et des salles de douches est maintenue aux environs de 18°.

Aussi fait-on ici de l'hydrothérapie pendant toute l'année et il importe de savoir que celle de l'hiver et des saisons moyennes est plus agréable que celle de l'été et qu'elle donne de plus rapides résultats.

Divonne ne présente pas moins d'avantages pour la cure d'air et pour la cure de repos.

Son altitude — 475 mètres au-dessus du niveau de la mer et 100 mètres au-dessus du niveau du lac — convient parfaitement au genre de malades qui viennent y chercher la santé ; plus élevée, elle serait trop excitante, plus basse, l'aération en serait insuffisante.

Son climat est tempéré ; la température moyenne de l'année y est de 10° centigrades. L'établissement, adossé au versant oriental du Jura, regarde le midi ; le voisinage des montagnes y établit constamment un léger courant d'air (1).

Aussi les chaleurs de l'été y sont tempérées par cette brise qui rend les matinées et les soirées toujours fraîches, comme l'orientation au midi tempère le froid de l'hiver et des saisons moyennes.

La cure d'air peut s'y faire d'avril à novembre. L'établissement lui-même est isolé, loin de tout bruit, de toute habitation, de toute industrie.

Il se compose d'un vaste parc dont certaines parties sont plantées d'arbres et d'autres transformées en pelouses.

Au milieu du parc s'élèvent une série de bâtiments ; les principaux sont reliés les uns aux autres par de vastes galeries couvertes, chauffées en hiver et transformées en promenoir. Ils renferment de grandes salles de réunion où l'on peut se reposer ou entendre de la musique.

Devant la villa principale se trouve une large terrasse d'où la vue s'étend au loin sur les Alpes et le Mont-Blanc ; sur le côté opposé se trouvent de grandes pelouses garnies d'arbres suffisamment espacés pour y ménager agréablement

---

(1) Les vents alizés qui comme on le sait soufflent, le matin de la plaine vers la montagne et, le soir, de la montagne vers la plaine.

l'ombre et le soleil. Elles sont assez spacieuses pour permettre aux baigneurs de s'y isoler complètement.

Partout un vaste silence dont la monotonie n'est interrompue que par les baigneurs eux-mêmes et par un concert d'instruments à cordes, donné par d'excellents artistes, et qui vient deux fois par jour, à 2 heures et à 8 heures du soir, distraire les malades qui veulent s'en rapprocher.

C'est donc bien un lieu de repos et nous ne pouvons pas résister au plaisir d'étayer notre affirmation par cette stricte description d'un témoin désintéressé, H. Berthoud : « Aujourd'hui « les baigneuses les plus délicates peuvent se « promener et rêver parmi les sources proprement « encaissées et sous les nouveaux ombrages qui « les abritent. Les allées sablées formant de nom-« breux méandres, les jolis ponts de bois, les « fleurs de toutes les zones rassemblées avec art, « le mélange des rayons du soleil et de l'ombre « des hauts arbres, le bruit des petites cascades, « le murmure plus doux de la rivière qui s'écoule, « les mille soupirs de l'eau qu'on voit sourdre de « tous côtés, le gazouillement des oiseaux, le va-« et-vient des baigneurs, tout contribue à faire « de ce lieu un séjour de paix joyeuse comme il « la faut à des malades. »

Divonne n'est pas moins fertile en ressources pour la cure de terrain et l'exercice.

Dans le parc même de l'établissement sont installés deux magnifiques « tennis cours » et des jeux récréatifs de toutes sortes. Une grande salle de billards est à la disposition des baigneurs ainsi qu'une salle d'escrime et un garage pour les bicyclettes.

La chasse à la grive et la chasse à l'alouette peuvent se faire à quelques centaines de mètres de l'établissement ; on peut pêcher la truite dans le parc même. La montagne et la plaine sont riches en fleurs de toutes espèces ; on y trouve également une grande variété de papillons. Aux environs de Divonne, les routes planes, les chemins en pente, les sentiers à pic, abondent et on n'a que l'embarras du choix. Tous sont encadrés d'un splendide paysage et voici ce qu'en dit l'auteur que nous venons de citer : « Parcourez la plaine aux environs du village, vous ne traversez que jolis hameaux, gracieuses villas, campagnes fertiles. Montez sur le Mussy, butte élevée semblable à une terrasse (pour quelques-uns c'est déjà une montagne) ; de là vos regards se promènent sur un tableau sublime au vaste encadrement : devant vous le lac aux rives festonnées, avec son enceinte de coteaux, rehaussées tout autour par les grandes montagnes. Voulez-vous repaître vos yeux d'un spectacle plus glorieux encore? Vous pouvez en un jour faire la course de la Dôle. Cette cime n'est pas d'une ascension difficile, ni surtout dangereuse et sa place est marquée sur les cartes suisses par une étoile, ce qui la désigne comme un de ces points de vue qui surpassent toute description et qu'il faut aller voir pour s'en faire une idée. »

A Divonne, ce sont surtout les exercices et les jouissances fournies par la nature qui forment les principales distractions.

A cela et comme accessoires s'ajoutent, une salle de lecture, où les principaux journaux sont à la disposition des malades ; une bibliothèque de 12.000 volumes et enfin un charmant petit théâtre bien machiné, où les baigneurs sont eux-mêmes acteurs et spectateurs et qui ouvre ses portes tous les samedis à ceux d'entre eux qui peuvent supporter ce genre de distraction.

Dans la pensée du fondateur de Divonne ce théâtre devait concourir aussi bien que tout le reste de l'établissement à la guérison des malades. C'était l'occasion d'un exercice cérébral qu'il pouvait ainsi imposer à ses clients : « En effet, le malade qui veut bien prendre une part active à ces représentations, trouve l'occasion d'exercer sa mémoire, ses facultés..... et s'il est atteint de quelque névrose, ce qui est le plus souvent le cas, il oublie ne fût-ce que momentanément les préoccupations causées par les souffrances et il ressent alors toutes les salutaires influences que le moral exerce sur le physique »... « si la timidité l'emporte, ou s'il est atteint d'une affection qui ne peut lui permettre de prendre un rôle actif, il assiste comme simple spectateur dans un coin de la salle et, dans cette distraction passive, il trouve encore le moyen d'oublier ses misères » (P. Vidart).

Le théâtre de Divonne est resté une véritable école d'exercices cérébraux, qui a son utilité réelle, hygiénique ; chacun peut en retirer un profit évident pour sa santé, tout en exerçant son esprit et ses facultés : « Castigat ridendo humores. » Il est bien évident qu'il ne doit jamais être une occasion de blessures pour l'amour-propre, de rivalités, d'aigres propos et d'amères explications.

En résumé, Divonne, destiné à fortifier le corps, à reposer l'esprit, à donner au malade la plénitude de la jouissance de sa vie (1), à lui procurer la paix intérieure indispensable à la bonne hu-

---

(1) « Ceux qui ne sentent que leur misère sans leur force n'osent rien espérer » (Vauvenargues).

meur et à la franche gaieté, ne doit offrir que des plaisirs compatibles avec des désirs modérés, des pensées sereines et des actions toutes invigorantes. C'est pour cela que les jouissances prodiguées par la nature y servent de principales distractions. Car toutes les autres, quelqu'agréables et inoffensives qu'elles puissent être dans la vie ordinaire, iraient ici à l'encontre du but à atteindre.

Comme le fait remarquer Schopenhauer, d'accord en cela avec les philosophes de tous les temps : « Il n'y a pas de voie qui nous éloigne plus du bonheur que la vie en grand, la vie de noces et festins, celle que les Anglais appellent le high life ; car en cherchant à transformer notre existance en une succession de joies, de plaisirs et de jouissances, l'on ne peut manquer de trouver le désabusement. »

Aussi « fort heureusement, dirons-nous avec notre excellent confrère et ami le Dr E. Vidart, le progrès de la civilisation balnéaire ne nous a point encore donné de casino et le culte de la *roulette* est encore inconnu ici. L'endroit est resté vierge et exempt de toute souillure malsaine.

> « Pourquoi troubler cette eau si belle qui s'écoule ?
> « Pourquoi cueillir ce lis ? Pourquoi d'un souffle impur
> « De cette âme sereine aller ternir l'azur ?

(VICTOR HUGO).

Car, pour le but qu'il se propose et qu'il doit atteindre, Divonne n'a-t-il pas la meilleure part. « Les heures où l'esprit est absorbé par le spec-« tacle de la nature sont les seules où nous vivons « véritablement ; aussi plus nous restons en face « d'elle, plus nous arrachons de moments pré-« cieux au temps inexorable. Ces heures-là, seu-« les, ne sont pas perdues ; ces heures qui absor-« bent l'âme et la remplissent de pure beauté. « Voilà la véritable vie, tout le reste n'est que « souffrance et illusion. Etre belle, être calme, « sans inquiétude morale, tel est l'idéal de la na-« ture » (JEFFERIES).

MALADIES SOIGNÉES A DIVONNE

Les maladies qui peuvent être guéries ou amé-
liorées par les cures de Divonne sont très nom-
breuses, nous ne pouvons qu'indiquer les principales :

Aphonie. Toux nerveuse. Asthme. Pleurésie an-
cienne. Adhérences pleurales.

Palpitations nerveuses. Cœur graisseux. Troubles de la circulation. Congestion et anémie
cérébrales. Congestion pelvienne. Hémorrhoïdes.
Asphyxie locale.

Anorexie. Atonie stomacale et intestinale,
dilatation de l'estomac. Vomissements nerveux.
Flatulence. Chimisme stomacal exagéré ou insuffisant. Digestions paresseuses. Insuffisance bi-
liaire. Dyspepsie putride. Auto-intoxication. Vertige gastrique. Diarrhée atonique. Constipation.

Paralysie de la vessie. Incontinence nocturne
d'urine. Pertes séminales. Prostatorrhée. Impuis-
sance. Faiblesse de l'utérus (fausses couches à
répétition), déviation de l'utérus. Aménorrhée,
dysménorrhée. Ovulation insuffisante. Métrites.
Hémorrhagie utérine. Catarrhe utérin.

Faiblesse nerveuse. Faiblesse irritable. Neurasthénie. Nervosisme. Vertige. Hystérie. Paralysie et anesthésie hystérique. Goitre exophtalmique. Paralysie agitante. Chorée. Epilepsie.

Névralgies. Névralgie sciatique. Céphalalgie, céphalée de croissance.

Faiblesse musculaire. Faiblesse générale. Tremblement. Contracture. Spasmes des sphincters. Torticolis. Tics convulsifs. Crampes des écrivains. Hoquet.

Psychoses douloureuses. Mélancolie. Hypochondrie. Phobies. Insomnie.

Arthritisme. Rhumatisme. Lymphatisme, anémie et chlorose. Obésité. Gravelle. Diabète. Goutte. Migraine.

Alcoolisme. Saturnisme. Syphilis. Fièvres paludéennes. Empoisonnement par l'opium et le tabac (morphinomanie, dipsomanie, tabagisme).

Sclérose. Ataxie locomotrice. Méningo-encéphalite diffuse. Myélites chroniques.

Engorgement des organes (foie, rate, utérus, prostate) etc.

Engorgement des tissus résultant d'entorse, fracture. Contusions des membres et du tronc. Tumeurs blanches. Hydarthrose. Arthrites chroniques.

DIVONNE ET SES ENVIRONS

Divonne est un village de 1600 habitants situé « sur terre de France », dans le pays de Gex et tout près de la Suisse qui l'enserre de deux côtés.

Le château a été bâti sur les ruines d'un château plus ancien datant du XIIe siècle. Il a appartenu successivement aux de Joinville, aux de Gingins et aux de Laforêt-Divonne.

Dans le parc même du château se trouve la source de la Divonne et cette eau jaillissante qui s'écoule en cascades au milieu d'arbres séculaires est une des plus jolies choses qui se puissent voir.

« L'église dédiée à St Etienne (1) a été construite « en 1833 dans le style grec ; le chœur est orné « d'un beau tableau, représentant le patron de la « paroisse et dû au pinceau de Madame Amédée « Girod.

« Dans le parcours de Divonne à Nyon on a

(1) Dr P. VIDART, *Manuel d'hydrothérapie.*

« retrouvé les traces d'un aqueduc qui prenait
« son origine près des sources de l'établissement
« et était destiné à conduire à Nyon (Noviodunum,
« ancienne colonie équestre des Romains) une
« partie de l'eau de nos belles sources. Cet aque-
« duc depuis plusieurs siècles est complètement
« oblitéré ; le soc de la charrue seul en fait recon-
« naître l'existence.

« Les sources de la Divonne, comme on le voit,
« avaient été déjà remarquées et utilisées par ce
« peuple prodigieux qui a laissé partout des tra-
« ces de sa force, de sa puissance et de sa volonté.
« Non seulement en ces temps de paganisme,
« elles étaient tellement en honneur, qu'on n'avait
« pas dédaigné d'élever à leur origine un temple
« dédié à la déesse des eaux, mais au IVe siècle,
« Ausone, poète latin né à Bordeaux en 309, leur
« consacra quelques vers dans un de ses ouvra-
« ges. Ces vers ont été gravés sur un marbre placé
« au-dessus de nos sources et au pied d'une sta-
« tue qui semble le personnifier.

> « Salve, fons ignote ortu, sacer alme, perennis,
> « Vitree, glauce, profonde, sonore, illimis, opace ;
> « Salve, urbis genius, medico potabilis haustu,
> « *Divona*, Celtorum lingua, fons addite divis,
> « Non Aponus potu, vitrea non luce Nemausus
> « Purior, æquoreo non plenior amne Timavus.

Traduction littérale : « Salut, fontaine à l'origine inconnue, sacrée, nourricière, éternelle, transparente comme le cristal, azurée, profonde, sans limon, ombragée. Salut, génie de la ville, boisson salutaire aux malades. »

« Divonne, dans la langue celtique fontaine mise au rang des dieux. Non, l'Apone par ses eaux, Nîmes par sa transparence n'est pas plus pure ; le Timave n'est pas plus abondant par son vaste courant. »

Nous avons vu que l'établissement hydrothérapique y avait été fondé vers 1845 par le Dr Paul Vidart ; il devint rapidement très prospère et son succès couronna bien vite l'attente de son fondateur, car quelques années plus tard et malgré des agrandissements successifs, il était déjà ce qu'il est encore aujourd'hui, trop petit pour la foule des malades qu'y attire chaque année la renommée de ses cures. Voici une lettre publiée en 1865 par M. Donné (1) qui ne laisse aucun doute à cet égard : « Aussi y a-t-il encombrement à Divonne. On se bat ici tous les jours pour obtenir un coin dans un grenier. Avant-hier, une dame a été toute heureuse d'obtenir une cellule à côté de ma femme de chambre et pas plus confortable ; le mari et la fille de cette dame sont au village et

____

(1) A. Donné, *Hygiène des gens du monde*, p. 413.

une nourrice avec un petit enfant qu'elle a, au grenier, je ne sais où. Hier six personnes et vingt-cinq malles ont dû se contenter de quatre petites chambres au second ; encore avaient-elles retenu ce trésor à l'avance. Les vingt-cinq malles m'ont fait plaisir..., etc. »

Tout près de l'établissement, dont elle est séparée seulement par le parc du château, se trouve une montagne en miniature, le Mussy. Ce monticule a 800 mètres d'altitude en son point culminant, cinq kilomètres de longueur et 1 kilomètre et demi dans sa plus grande largeur.

Il est recouvert de bois de chênes, de sapins et de grands châtaigniers, et sillonné en tous sens par de petits chemins et des sentiers ombragés. Un sentier en pente douce quitte la route de Gex pour conduire à son sommet.

Malgré son altitude peu élevée, le Mussy présente tous les avantages de la grande montagne sans en avoir les inconvénients, accès facile, air pur sans être excitant, vue s'étendant au loin sur le plus splendide panorama qu'on puisse imaginer ; c'est dire le calme reposant et le charme particulier de cette colline de tous temps appréciés par les baigneurs. Dans *Quelques années de ma vie,* Madame O. Feuillet raconte un dîner cham-

pêtre qu'elle y fit pendant un de ses séjours à
Divonne. « L'air, dit-elle, était si pur sur ces hau-
teurs, dans ces immenses espaces, qu'on eût
entendu de vallée en vallée et de montagne en
montagne les notes perlées d'un rossignol. »

Au pied du Mussy se trouve le petit village
d'Arbère où l'on trouve de beaux vergers remplis
d'arbres fruitiers, de jolis cours d'eau et de déli-
cieuses promenades bien ombragées. C'est là que
naquit Bernard Bluet, écrivain du commencement
du XVIIe siècle, dont Charles Nodier a donné la
biographie ; ses ouvrages sont introuvables et
très recherchés des bibliomanes.

En continuant la route d'Arbère on arrive au
village de Grilly dont le château a appartenu « à
une famille qui a joué un grand rôle dans l'histoire. Le plus ancien seigneur de Grilly que l'on
connaisse est Girard, chevalier qui vivait en 1120.
En 1307, Jean de Grilly était entré au service du
roi d'Angleterre et était sénéchal de Guyenne.
Archambaud de Grilly, seigneur de Grilly, de
Ville la Grande et de Rolle, vicomte de Benange
et de Castillon, captal de Buch, avait épousé Isa-
belle de Foix, sa cousine, fille de Roger-Bernard
de Foix, vicomte de Castillon, seigneur de Mon-
cade, et de Girarde de Noailles, sœur et héritière
de Mathieu de Foix, vicomte de Castillon. Son fils,

Gaston de Foix, qui prenait les mêmes titres que
son père et y ajoutait celui de comte de Longue-
ville, obligé de payer la rançon de Jean de Foix,
comte de Candale, son fils unique, qui avait été
fait prisonnier par les Français, vendit, moyen-
nant 4000 écus d'or, à Louis de Bonivard, conseiller, chambellan de Louis, duc de Savoie, en 1455,
le château, le village, le mandement, le châtelle-
nie et juridiction de Grilly.

Cette famille de Grailly, ou Grilly, continua à
être puissante dans le midi de la France. Jean de
Grilly, comte de Foix, épousa Jeanne d'Albret, et
Gaston son fils épousa Eléonore, fille de Jean,
roi d'Aragon et de Navarre, et lui succéda dans
ce nouveau royaume. Ainsi Henri IV et les Bour-
bons qui sont montés sur le trône de France,
descendent par la ligne maternelle des sires de
Grilly ou Grailly » (P. Vidart).

Sur la route de Gex et au nord du Mussy se
trouve Saint-Gix ; petit hameau de Divonne, tout
à fait à la base du Jura, puis une succession con-
tinuelle d'habitations et de fermes clairsemées,
qui, « peuplant le paysage donnent aux flancs sé-
vères du Jura un aspect plus pittoresque encore
et plus animé ». Les principales fermes que l'on
trouve en quittant Saint-Gix sont : la Toupe, la
Buzelle, la Maison-Neuve, la Baronne, le Fleu-

tron, les Mouilles, les Pralies, Vendôme, etc.; elles
sont reliées entre elles par une ancienne voie ro-
maine « la voie de l'Etroz » qui de Saint-Gix se dirige à gauche vers le gracieux village de Vesancy
construit en amphithéâtre sur le versant du Jura
et situé à 575 mètres d'altitude. Entre ce village
et Saint-Gix et un peu au-dessus se trouve la
chapelle de Riant-Mont, élevée au milieu d'une
prairie qui domine Genève et qui est entourée
d'immenses forêts de sapins. De la Toupe, plusieurs sentiers conduisent au Riant-Mont ; c'est
une ascension aussi facile qu'agréable.

« Le château de Vesancy tombe en ruines, il
était fortifié, l'origine de sa fondation est inconnue.
Hugues de Genève, dépouillé par le comte de Savoie
de la Baronnie de Gex, assiégea en 1353 le château de Vesancy dont le seigneur tenait pour son
ennemi, le prit et le rasa. Ce château fut rétabli,
mais de nouveau détruit par les Génevois en 1590.
La seigneurie de Vesancy appartint aux Laforêt
de Divonne jusqu'en 1792. »

De Divonne plusieurs chemins conduisent au
pied du Jura ; le Jura lui-même est sillonné de
sentiers et deux bonnes routes vont à son sommet, l'une part de la Maison-Neuve, l'autre des
Mouilles. Les points les plus intéressants à atteindre sont la Roche à Corbeaux, les Brulais, la

Petite-Grand, la prairie du Boule, la combe du Faon et la Dôle, leur altitude varie entre 1200 et 1700 mètres.

Du côté nord-est de Divonne, on trouve les villages de Plan, Villard, Vesenex, Recrède, la Rippe et Crassier ; ce dernier village situé sur les deux rives du Boiron, qui sert de limite entre la France et la Suisse. Entre Vesenex et Crassier se trouve le château de Crassier au milieu d'un superbe parc. Tout près de Crassier se trouve le fameux « bois des Lis », magnifique forêt de c hênes séculaires, une des plus belles qu'on puisse voir.

C'est à Crassier qu'est née Madame Necker, f emme du ministre de Louis XVI et mère de Madame de Staël.

Au-dessus de la Rippe, et au pied du Jura se trouvent le château et l'église de Bonmont, an-cienne abbaye fondée vers le XIe siècle par un membre de la f amille de Gingins. L'église convertie en bûcher est curieuse à visiter.

Au sud de Divonne il n'y a guère d'intéressant que les bords mêmes du lac de Genève distant de cinq kilomètres.

On y trouve : Coppet, localité célèbre par son château, propriété de Necker et habité par sa fille Madame de Staël qui y passa la plus grande partie de ses années d'exil. Bayle avait déjà habité le château de Coppet vers 1670 comme précepteur des enfants du comte de Dohna.

On y voit encore la table de travail sur laquelle fut écrit « Corinne » et le portrait de Madame de Staël par David.

Nyon, qui fut fondée par Jules César 56 ans avant J.-C., fut la première colonie militaire que les Romains eurent en Suisse. L'ancien château gothique est transformé en musée. C'est à Nyon qu'est né Niedermeyer en 1802. A quelques minutes de Nyon se trouve le château de Prangins habité par Voltaire en 1755 et propriété du prince Napoléon.

Versoix est toujours un village et l'on aurait peine à retrouver la trace des millions dépensés par le ministre Choiseul, à l'instigation de Voltaire qui voulait en faire une rivale de Genève.

Ce dernier habitait alors Ferney, bourg du pays de Gex, qui, au moment de l'arrivée de Voltaire, comptait 49 habitants. Lorsque celui-ci eut acheté le château qui appartenait aux de Budé, noble famille française descendant de Guillaume de Budé, ambassadeur de François Ier près de Léon X, et qu'il vint l'habiter, il fut suivi bientôt d'une foule d'admirateurs ; le village s'agrandit et Voltaire acheva la prospérité de Fernex en introduisant dans le pays l'industrie horlogère ; c'est aujourd'hui une jolie petite ville de 1800 habitants. Voltaire y demeura vingt ans.

On voit encore le théâtre qu'il y fit construire et où le célèbre Lekain joua la plupart de ses œuvres dramatiques ; l'église qu'il édifia au sommet de l'avenue du château et sur laquelle est encore cette inscription, qualifiée d' « impertinence » par Arsène Houssaye : *Deo erexit Voltaire* ; dans le parc du château, un orme, que Voltaire a, paraît-il, lui-même planté.

Dans le château même, rien ne rappelle vraiment le souvenir de Voltaire ; on y montre aux visiteurs de vieux fauteuils, un lit, un poêle en faïence, les portraits de son ramoneur et de sa blanchisseuse, ceux de Lekain, de l'impératric e Catherine, de Madame du Châtelet ; mais il ne reste rien de la chambre de travail du grand homme ; sa bibliothèque achetée par Catherine II a été emmenée en Russie, le reste a disparu.

La petite ville de Gex, chef-lieu de l'arrondissement, compte 2700 habitants, elle est pittoresquement étagée sur un contrefort du Jura (665 mètres d'altitude). Lorsqu'on y arrive par la route de Genève, son ensemble présente un fort joli aspect ; mais, bien qu'elle se soit embellie depuis quelques années, elle ne présente de remarquable que les sites qui l'environnent et surtout le creux de l'Envers. « Le creux de l'Envers est une gorge profonde située entre Gex et le Jura, le Jornand y prend sa source. Cette gorge est dominée par des montagnes à pic, couvertes de magnifiques forêts de sapins. Deux rochers énormes ferment l'issue étroite du creux de l'Envers ; ils ont reçu le nom de Portes-Sarrasines, en mémoire de la résistance que les habitants de Gex, barricadés derrière ces rochers, opposèrent victorieusement à l'attaque des Sarrasins. »

Mais si la ville de Gex ne renferme rien de remarquable, par contre elle est riche de souvenirs et son histoire qui est celle du pays de Gex, est fort intéressante, car placée entre la France, la Suisse et la Savoie elle a subi tous les contrecoups des époques troublées.

Conquise par Jules César sur les Helvètes, elle passe successivement aux mains des Bourguignons et des Génevois (1180). Donnée à Simon de Joinville, petit-neveu du célèbre historien, comme dot de sa femme Lionette, elle devient ville franche sous son fils Guillaume de Joinville ; puis la baronie de Gex est érigée en marquisat en faveur de Philiberte de Savoie qui épouse Julien de Médicis, frère de Léon X.

En 1536 les Bernois et les Génevois prirent la

ville, brûlèrent le château et Gex fut tour à tour repris et perdu par le duc de Savoie. Les Génevois le gardèrent jusqu'en 1601, époque où le pays devint français par le traité de Lyon, conclu par le duc de Savoie et Henri IV.

Pendant toute cette période, les malheureux habitants du pays de Gex avaient été contraints de changer de religion chaque fois qu'ils avaient changé de maître et ce n'est qu'à cette époque qu'ils revinrent d'une façon définitive à la religion catholique sous l'influence heureuse de saint François de Sales.

En 1776 le pays de Gex fut exempté des droits de ferme pour la vente du sel et du tabac. Il est encore, actuellement, dans la zone franche et en dehors des douanes françaises. Depuis 1814, il forme un arrondissement du département de l'Ain.

Nous indiquons dans le tableau suivant les principales promenades des environs de Divonne, avec la distance qui sépare Divonne de l'endroit indiqué et la pente de la route.

Comme toutes ces routes communiquent entre elles par de nombreux chemins, il est toujours facile de ne pas revenir sur ses pas et, à l'aide de ce tableau, de graduer soi-même ses promenades et de se rendre compte du trajet à parcourir.

A. — Route de Gex (pente assez forte).

Château et source . . . . . 500 mètres.
Chalet de la Marguerite . . 800 mètres.
Chemin du Mussy . . . . . 800 mètres (pente rapide).
Ferme du Mussy . . . . . . 2 kilomètres.
Signal du Mussy . . . . . . 4 kilomètres (route plane).
Mourex . . . . 5 kilomètres.
Saint-Gix . . . . 2 kilomètres.
La Toupe . . . . 2 kil. 500.
Riant Mont (par la Toupe). 4 kil. 500 (pente rapide).
Vesancy . . . . 4 kil. 200.

Gex. . . . . 8 kilomètres.
La Faucille. . . . . 19 kilomètres.

B.— *Route d'Arbère (route plane).*

La croix d'Arbère . . . . . 900 mètres.
Arbère. . . . . 1 kil. 100.
Bellevue. . . . . 2 kil. 100.
Grilly. . . . . 3 kil. 300.
Sauverny. . . . . 5 kilomètres.
Mourex. . . . . 5 kil. 500.
Gex. . . . . 8 kil. 500.
Ferney. . . . . 14 kilomètres.

C.— *Route de Plan (pente légère).*

Plan . . . . , ... 400 mètres.
Villard. . . . . 900 mètres.
Les Mouilles. . . . . 2 kil. 500.
Vesenex . . . . 1 kil. 300.
Recrède . . . . 2 kil. 300.
La Rippe. . . . . 3 kil. 400.
Vendôme. . . . . 4 kilomètres.
Bonmont. . . . . 5 kilomètres.
Saint-Cergues . . . . 16 kilomètres.

D.— *Route de Nyon (plane).*

Crassier . . . . 2 kil. 500.
Celigny. . . . . 5 kilomètres.

Borex. . . . . 3 kil. 500.
Eysins. . . . . 6 kilomètres.
Nyon. . . . . 8 kilomètres.
Prangins. . . . . 9 kil. 400.

E.— Route de Coppet (pente douce)

Tuilerie : . . . . 600 mètres.
Pont de la Divonne . . . . 1 kil. 600.
Chavannes de Bogis. . . . 2 kil. 300.
Chataignerais . . . . 3 kil. 400.
Founex et le lac. . . . . . 5 kilomètres.
Comugny. . . . . 5 kilomètres.
Coppet. . . . . 6 kilomètres.
Genève. . . . . 19 kilomètres.

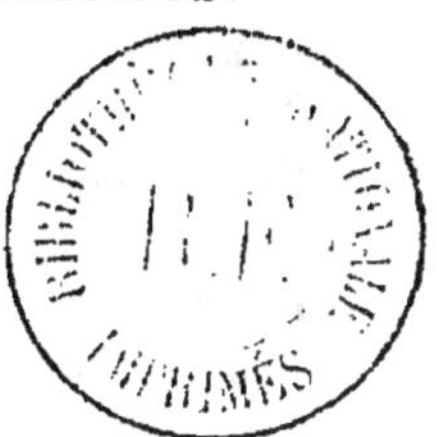

TABLE DES MATIÈRES

Imp. G. St-Aubin et Thevenot. — J. Thevenot, successeur, St-Dizier (Hte-Marne)